「教える」に悩むナースを応援する

プリセプターから
クリニカルコーチまで

指導力向上ブック

ポストコロナ 新人 魅力バイアス
デブリーフィング クリニカルコーチ
SL理論 アサーション
研修 アンラーン トレーニング
SEA法 メラビアンの法則
アドラー心理学
指導者の樹 教育 承認欲求
アイスブレイク プリセプター
プッシュ型/プル型
氷山モデル
ジョハリの窓 ペアレント
リフレーミング プレゼンテーション
指導 ファシリテート
コンフォートゾーン
リアリティショック シンク・ペア・シェア

新人も指導者も、
ともに育つ
11のレッスン

内藤 知佐子 著

MC メディカ出版

はじめに

　新人看護職員研修が努力義務化となり、10年以上の月日が経過しました。各施設においては、さまざまな工夫を凝らしながら毎年ブラッシュアップを重ね、より良いものになってきた頃かと存じます。しかし、そんな新人研修を脅かす事態が2019年12月に発生しました。そう、COVID-19です。日本で最初に感染者が報告されたのは、2020年1月16日。当時は未だ不明確な情報が多く、各施設においては各部門や診療科との連携を図りながら、また施設を越えた情報交換をしながら、日々の感染対策に追われていたことを記憶しています。あれから約2年、少しずつCOVID-19の実態は掴めてきたものの、未だ感染拡大に伴い医療現場は大きな影響を受けています。

　医療が逼迫し、研修どころか日々の業務さえままならぬなか、いかに新人を育てるかが今、課題となっています。本書では、教育学や心理学をはじめとする様々な学問的な知識のほか、国内外における研究データをもとに解説をしていきます。

　1つでも、皆さまのお役に立てる一冊となっていれば幸いです。

2022年2月

内藤知佐子

contents

Lesson **3** ◆ 指導者に求められる心構えと関わり方

Lesson **4** ◆ 効果的な振り返り

Lesson **11** ◆ **ポストコロナ時代の研修**

Lesson

1

自分を知る

自分を知る

1 自分を知ることは指導に必須

　あなたは、ご自身のことをどのくらい理解できているでしょうか。指導とは、学習者とのコミュニケーションです。誰にでも強みがあり、また弱みもあります。あるがままの自分を受け入れ、よりよくするための方策を捉えていきましょう。そのために必要なのは、自己理解です。右記に、自己理解を助けてくれるさまざまなチェックリストを準備しました。まずは、客観的に自己を捉えていきましょう。

1）指導力チェックにチャレンジ

　日々の新人への関わり方を思い出しながら、チェックをしてみましょう（表1-1）。これから新人へ関わるという方は、学生等にどのように接しているかを思い出しながらチェックしてみましょう。あまり考えこまず、直感的にチェックをしてください。

　指導力チェックの結果が出たら、p14 の三角形の該当する得点の箇所に●丸印をつけ、線をつないで三角形をつくってみましょう（図1-1）。さて、どんな三角形になりましたか？

　きく・みる・つたえる、これは指導の三要素です。いびつな三角形になった人は、自分の弱い箇所を重点的に読むようにしましょう。また、小さな三角形になった人は少しずつ大きな三角形になるように。すでに満点の正三角形が描けた人は、丸みを帯びた優しい三角形になるよう自身のスキルとマインドを磨いていきましょう。

2）ジョハリの窓

　人間には、4 つの顔があるといわれています（図1-2）。盲点の窓や秘密の

表 1-1　指導力チェック

あなたの指導力チェック

下記の設問に対し、"はい"または "いいえ"のどちらか該当する方にチェック「✓」をしてください。
各項目の、「はい」にチェックが付いた数を合計記入してください。

〈聴く・訊く〉

設問	はい	いいえ
先入観を持たず、学習者の目線で状況をイメージしながら聴くことができる		
学習者が答えやすい質問から始めることができる		
頷きや相づちを行い、共感的態度で傾聴できる		
抽象的な言葉が聞かれたときには、具体的になるよう問い直し掘り下げている（抽象的な言葉の一例：なんとなく、ちゃんと、○○的な、○○っぽい、など）		
事実だけでなく、学習者の思考や感情、ニーズを捉えながら聴くことができる		
内容に応じて学習者が素直な思いを表出できるよう場を変えている（面談室など）		
チェックの合計　　　　　　　　　　個		

〈観る・看る〉

設問	はい	いいえ
学習者が困っているときに見られるサインがわかる（表情、視線、仕草：頭を掻く・瞬きが増える、声のトーン、トイレに籠る、など）		
学習者の行動を実際に観察してから指導をしている（手順、段取り、関わり方）		
学習者の強みや得意なことを 3 つ言える		
学習者が抱えている仕事や課題の内容や量、期限を把握している		
学習者の健康状態を把握している		
同期や他のスタッフとの人間関係を把握している		
チェックの合計　　　　　　　　　　個		

〈伝える・傳える〉

設問	はい	いいえ
改善を促したいときには、PNP（ポジティブ→ネガティブ→ポジティブ）の順を意識して伝えるようにしている		
具体的な言葉で伝えるようにしている（悪い例：あれやった？　ちゃんとやって！）		
伝えた内容が理解できているか、学習者に言語化することを促している		
改善策は学習者と一緒に検討し、最終的な決定権は学習者に与えている		
指導内容や関わり方をスタッフ間で共有している		
自分のコンディションに配慮している（苛々していないか、慌てていないかなど）		
チェックの合計　　　　　　　　　　個		

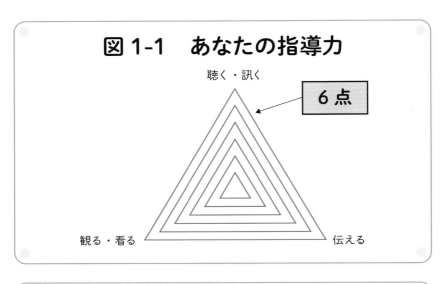

図 1-1　あなたの指導力

聴く・訊く

6点

観る・看る　　　　　伝える

図 1-2　ジョハリの窓

		自分	
		知っている	知らない
他者	知っている	開放の窓	盲点の窓
	知らない	秘密の窓	未知の窓

完璧でない自分を受け入れる勇気

窓は、互いの認識のずれにつながるエリアです。この2つのエリアをできる
だけ小さくしていくこと、つまり開放の窓を押し広げていくことで円滑なコ
ミュニケーションにつなぐことができます。

　まずは、盲点の窓の方へ広げていきましょう。このエリアは、自分自身では気づけないエリアのため、他者からのフィードバックに耳を傾け、まずは受け止めることがコツです。たとえば、自分にはそんなつもりがなかったとしても、第三者からすると攻撃的だと感じられる言い方があるかもしれません。あるいは、自身では気づけていないよい点も他者は教えてくれます。ときに納得がいかないことを言われるかもしれませんが、"自分にはそんなところがあるのだな"と、一旦受け入れることがコツです。周囲に助言をしてくれる人がいない方は、先述のようなチェックリストや診断テストを用いて、ご自身を知るようにできるといいですね。

　次に、秘密の窓の方へ広げていきましょう。このエリアは、他者は気づいていないエリアです。つまり、自己開示をすること以外には、他者が知ることができないエリアです。自分が大切にしていること、看護観や指導者観などさまざまな価値観を共有しましょう。そして、過去に経験した失敗など体験談を通して自分を知ってもらうことがコツです。とくに、新人との関係づくりにおいては、指導者側から自己開示することがコツです。指導者が自己開示するからこそ、新人も心を開くのです。新人時代に経験した失敗談を共有することから始めてみましょう。

　素直な人が伸びることを、皆さんは経験の中で感じていると思います。人が成長するコツは、開放の窓を広げること、つまりフィードバックを受け入れること、そして自己開示ができることにあります。新人とともに、皆さんも一緒に成長できることを期待しています。

Column　ジョハリの窓

　考案者は、アメリカの二人の心理学者です。1955年、サンフランシスコ州立大学のジョセフ・ルフト（Joseph Luft）氏とハリー・インガム（Harry Ingham）氏が「対人関係における気づきのグラフモデル」を発表しました。これが後に、二人の名前を組み合わせて「ジョハリの窓」と呼ばれるようになりました。

3）学びほぐし（アンラーン）

　みなさんは、看護師経験を通してさまざまな看護ケアにおける持論や方法
論をお持ちだと思います。そうした、今までの持論や方法論を捨て去ること
をアンラーン（unlearn）といいます[1]。日本語では、学習棄却や学びほぐし
などと表現します。患者の回復が上手くいかないとき、私たちは看護の方法
を見直します。教育も同じです。学習者の成長が今一つだなと感じたときに
は、教育の方法を見直しましょう。患者に個別性があるように、新人にも個
別性があります。かつ、時代とともに患者が変化をするように、新人も時代
とともに変化をしています。とくに今、私たちには教育の転換が求められて
います。コロナ禍において、従来のような実習が展開できていない学習者た
ちに対して、いつまでも前例踏襲を貫き従来の指導を押し通していては、学
習者の成長は期待できません。

　また、組織のなかで衝突が生じていると感じたときこそ学びほぐしのチャ
ンスです。自分のなかにある持論や方法論は一度横に置き、目の前の学習者
や状況に関心を寄せて注意深く観察しましょう。そして、一番適した方法を
選択してアプローチいくことが、課題解決へのコツです。アンラーンのイメ
ージは、一度編み上げたセーターを解いて毛糸にし、今どきのセーターに編
み直す、そのようなイメージです。今どきのセーターを編むためには、流行

りの毛糸や新しい編み棒が必要になるかもしれません。それら素材や道具は、この本のなかに準備してありますので、一緒に読み進めていきましょう。

4) 自分のなかの "べき" を見つける

　経験を通して学んでいくなかで、私たちは自分なりの価値観やスタイルを獲得していきます。そして、それらはやがて "べき論" となり自分自身の行動の規範となります。長い髪はきれいにまとめるべき、勤務中は私語を慎むべき、挨拶は後輩からするべき、指導を受けるときにはメモを取るべき、みなさんはいくつ納得ができましたか？　みなさんにとっては当たり前の正義が、他者にとっては不利益になる場合があります。たとえば、指導を受けるときにはメモを取るべきです。学習者のタイプによっては、指導を受ける際には聴くことだけに集中した方が上手くいくタイプの人もいます。

　まずは、みなさんのなかに潜む "べき論" を点検しましょう。そして、それらが一般化できるものなのか否か、マイルールになっていないかを客観的に確認しましょう。"べき論" に支配されていると、学習者にとってベストな関わり方を選択できなくなるので要注意です。

5) アサーション―3 つの自己主張のタイプ

　まずは、表1-2 をチェックしてみましょう[2]。みなさん自身の自己主張のタイプを知ることができます。

　該当する項目が一番多いのが、あなたのタイプです。

表 1-2　自己主張のタイプチェック

次の質問に当てはまる場合は○、当てはまらない場合は×で答えてください。

A 項目
① 人に弱みをさらけだすことにためらいを覚える（　　　　）
② 人の悪いところやミスを指摘することが多い（　　　　）
③ 自分の思い通りにならないと腹が立ってしまう（　　　　）
④ 自分の意見を否定されると怒りを感じてしまう（　　　　）
⑤ 常に相手よりも自分の方が話す量が多い（　　　　）

B 項目
① 人前に出ることが苦手、引っ込み思案なところがある（　　　　）
② 自分に自信をもてない（　　　　）
③ 相手に合わせて自分の意見を押し殺して行動するところがある
（　　　　）
④ 相手に認められたいと強く感じることがある（　　　　）
⑤ 相手に反論されると言い返せず受け入れてしまう（　　　　）

C 項目
① 抵抗なく他人に正直な気持ちを話すことができる（　　　　）
② いつでも積極的に行動することができる（　　　　）
③ 人が多い場でも自分の意見を言うことができる（　　　　）
④ 苦手な人が相手でも自然に話すことができる（　　　　）
⑤ 相手に否定されても自分を卑下せず、相手の意見も尊重できる
（　　　　）

項目	「○」マルの個数
A 項目	
B 項目	
C 項目	

文献 2 を参考に筆者作成

　さて、みなさんは何タイプでしたか？　アサーションのタイプはドラえもんのキャラクターになぞらえて解説されることがあります。わかりやすいため、本書でもキャラを借りて説明します。該当する項目を読んでみましょう。

　もしも、2つのタイプに当てはまった方は、対応する相手によって使い分けをしている可能性があります。また、診断テストでは攻撃的タイプだけど、現場では非主張的タイプで振る舞っている人もいます。このようなタイプは、無自覚にストレス受けている可能性があります。攻撃的な一面を押さえてよく頑張っている自分を承認し、アサーティブタイプを目指して取り組んでいきましょう。それでは、解説です。

▷▷ 〈攻撃的タイプ（アグレッシブタイプ）〉A項目が一番多かった人

　あなたは、ジャイアンタイプです。

　自己主張ができる点はよいのですが、相手の気持ちを無視したり、自分の主張だけを一方的に押し付けることがあるため要注意です。

　このような行動の背景には、勝ち負けで物事を判断したり、「自分が一番」「あの人はダメ」という自己顕示欲の強さや、相手よりも優位に立ちたいという深層心理があります。

　気をつけたいのは、必ずしも口調がきつかったり、大声で怒鳴るなどの高圧的な態度を取るわけではなく、自分勝手な行動をしたり、巧妙に相手を操作して、結局は自身の主張を押し付ける言動を取る点です。また、自分が正しいと思い込んでいる人ほど要注意です。まずは、相手の話に耳を傾けることを意識して関わるようにしましょう。

▷▷ 〈非主張的タイプ（ノンアサーティブタイプ）〉B項目が一番多かった人

　あなたは、のび太君タイプです。

　自分よりも相手を優先する傾向があり、自分の気持ちや意見を表現できずに終わってしまいがちです。また、ときに意見が言えたとしても曖昧な表現や言い訳がましい点があり、「あの人の言う通りにしてあげたのに、あの人は私のことをわかってくれない」と相手に対して恨みの気持ちを持つこともあります。

このような行動の背景には、あなたの心の奥底に「どうせ言ってもわかってもらえない」「自分はやっぱりダメな人間だ」「嫌われたくない」という気持ちがあります。また、人の気持ちを察する力に長けており、相手が期待することに応えようと自分の気持ちを後回しにする場合もあります。

　まずは、自分はどうしたいのか、自分の気持ちを常に確かめることを心がけましょう。そして、臆病になり過ぎず、素直に自分の気持ちを相手に伝えるようにしましょう。互いの意見や考えを共有して、互いに納得のいく折衷案を見出していくことが大切です。

▷▷〈アサーティブタイプ〉C 項目が一番多かった人

　あなたは、しずかちゃんタイプです。

　相手の言いたいことも自分の言いたいことも大切にできる人です。その場に適した表現方法で自分の気持ちや考え、信念などについて素直に伝えることができます。また、主張するだけでなく相手の意見も同じように聴くことができる人です。

　このタイプの人は、ときに互いの意見がぶつかり葛藤が生じることを知っています。そして、そのようなときには面倒がらず、時間をかけて互いの意見交換を行い、相手と自分が大切にしていることを言語化することを通して共有しながら、双方にとって納得がいく結論を見出していくことができます。

　とくに役職者のみなさんは、つねにポジションパワーがはたらくことを意識して関わりましょう。自分では、しずかちゃんのつもりでも、相手からするとジャイアンとなっていることがありますので要注意です。そのためにも、まずは相手の話を聴くことを心がけましょう。

　自身のコミュニケーションのタイプを知っておくことは、自分を受け入れていく上でも大切です。職位や環境によっても自己主張のタイプは変動しますので、ときどきチェックするようにしましょう。勝ち負けではなく、WIN-WIN な関係を目指したコミュニケーションを図りましょう。

2 指導者に求められるスキルとマインド

　指導者には、スキルとマインドが求められます。スキルは主に、指導の3要素を捉えて関わるようにしましょう。先ほど、あなたの指導力チェック（表1-1）にて、ご自身のスキルをチェックしていただきました。さて、どのような三角形になったでしょうか。ここから先は、ご自身の強みと弱みを意識しながら読み進めていきましょう。

1）指導の3要素（きく・みる・つたえる）

　スキルとマインドは両輪です。どちらが欠けてもバランスが悪くなります。ご自身のなかで、この2つをバランスよく育てていくようにしましょう。

▷▷ **1）聴く・訊く**

　「聴」という感じがあります。皆さん、"きく"と読むことが多いと思いますが、もし送り仮名に"す"がついたら、何と読むかわかりますか？

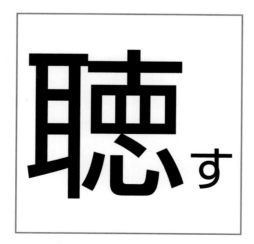

　私が参加したワークショップのなかで、九州大学の加留部貴行先生から教わったのですが、「ゆるす」と読むそうです。そして、みみへんをぎょうにん

べんに変えると、「徳」という漢字になりますね。徳の高い人は、よく人の話が聴ける人なのだそうです。

　教育におけるコミュニケーションとは、イラストのような相手と自分のパズルのピースを合わせるような作業だと私は捉えています。つまり、相手に届く言葉を届けたいと思ったら、まずは話をよく聴いて、相手のピースの形を確認する必要がありそうです。それでは、そのコツを共有していきましょう。

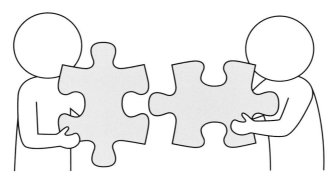

先入観を排除し、イメージしながら聴く

　"きく"には、二つの漢字を当てています。まずは、"聴く"です。大きな耳と目、そして相手に関心を寄せて聴くことを心がけましょう。また、先入観を持たずに、学習者の目線や立場になり、状況をイメージしながら聴くことがポイントです。人間には、周囲の環境やさまざまな要因により認知バイアスという思い込みや非合理的な判断が生じます。たとえば、いつもミスをする新人がインシデントを起こすと、その新人に原因があるという思い込みが発生します。すると、昨日もあの新人はミスをしていた、普段から集中力に欠けるなど、その新人の非だけを立証するような都合のよい情報を無意識に集めようとするのです。

　この認知バイアスに陥らないようにする方法は、つねにフラットでいることです。これを、コーチングではゼロポジションと呼びます。自分のなかに潜む相手に対する先入観や印象を排除して耳を傾けることがコツです。イメージとしては、真っ白いキャンバスに絵を描きながら話を聴くようにしまし

よう。グレーな部分や白く残っている部分があれば、必ず学習者に質問をし直して確認するようにしましょう。

答えやすい質問から始める（push 型と pull 型の質問）

　また、話を聴く際には push 型と pull 型の質問を意識して投げかけるようにしましょう（表 1-3）[3]。会話の冒頭では、学習者が答えやすい push 型の質問を投げかけて会話にテンポを持たせることがポイントです。たとえば、患者の状況を報告してもらう場面であれば、アセスメントに必要な情報や不足している情報について問いかけます。その上で、pull 型の質問を投げかけて何が起きているのか状況を共有し、必要とされる観察やケアについて擦り合わせを行ったり、今後の見通しをつけることがポイントです。何をすればよいのか具体的な行動をイメージすることができれば、新人や学習者は行動することができます。

表 1-3　push 型と pull 型の質問

質問のタイプ	PUSH 型	pull 型
促し型	動的	静的
関わり方	テンポよく投げかけ、反射的に回答させる	冷静に考えられる場をつくり、学習者の思いや考えをじっくりと引き出す
問いかけの例	意識レベルは？ 血圧は？　脈拍は？　呼吸数は？ 出血量は？	何が起きていると思いますか？ 私たちにはどのような看護が求められているでしょうか
活用場面	話し合いの冒頭 ブレーンストーミングを行うとき 第一印象や本音を拾うとき	自由で深い意見を引き出したいとき 答えが一つではない問いについて考えたいとき
使用の注意点	押しすぎない 畳みかけすぎない	沈黙に耐える

文献 3 を元に筆者作成

うなずきや相づちを行い、共感的態度で傾聴する

　患者の話を傾聴するときと同様に、うなずきや相づちを行いましょう。注意深く新人の話を聴こうとすると、眉間にしわが寄ったり、微動だにせず黙って話を聴く人がいますが、それは NG です。頷きや相づち、アイコンタクトがないと、新人は自分が間違ったことを言っているのではないか、話を聴いてもらえていないのではないかと不安に陥ります。それどころか高圧的な態度として受け取られると、発言すらできなくなる新人もいます。

```
相づちの一例
・うんうん              ・さすが！
・それで、それで        ・知らなかった
・えっ                  ・すごい！
・なるほど              ・成長しましたね
・面白い                ・そうだったの
```

　なぜ、新人はそのように感じるのでしょうか。それは、相づちやうなずき、アイコンタクトには相手の立場を理解したということを態度で伝える効果があり [4]、温かい支援的態度を示すことができるからです。また相づちには、了解や承認、肯定や共感、納得や同意、興味や驚き、反対や否定、尊敬や感嘆、気づきなど、さまざまな聴き手の思いを伝えることができます [5] [6]。つまり、相づちは応答メッセージであり、相づちがないという状態は壁に向かって話しているのと同然だということです。

　また、共感的態度で傾聴することも大切です。新人の表情や声のトーンに合わせて傾聴することを通して、気持ちが伝わっていることを非言語的な応答メッセージとして返すことができます。とくにコロナ禍となり、マスク着用が当たり前となった今、目だけで表情を伝えることには限界が生じています。声のトーンや身振り手振りなども交えながら、積極的に共感的態度を示すよう心がけましょう。

　指導者のミッションは、一つでも多く新人や学習者から情報を得ることです。つまり、新人の体験世界を捉えることができれば、できていることや改

善点を把握しやすくなり、具体的な助言につなぐことができます。相づちとうなずきを活用し、共感的態度で傾聴することを意識して学習者の情報発信を促進していきましょう。

○ **Column** 相づち

傾聴のつもりが、いつしか指導者が話し続ける独壇場になっていたという場面はありませんか？

古川は、先行文献をもとに"相づち"を下記のように定義づけています。
「聞き手が話し手の話を継続させるために、話し手の発話権を取ろうとしないで発する新しい情報提供を伴わない短い表現で、話し手に聞き手の発話に対する応答を求めないもの」

私たちは傾聴しながら、どこに問題があったのかと考えて改善案を検討し始める癖があります。しかも、良案が浮かぶと最後まで学習者の話を聴かずに情報提供をしたくなるものです。話し手の発話権を奪わないためにも、判断スイッチはオフにして、学習者の体験世界に関心を寄せながら傾聴することを心がけましょう。

抽象的な言葉は"訊く"を活用して具体的にする

傾聴は十分にしているつもりなのに指導が上手くいかないという人は、抽象的な言葉（ビッグワード）を意識して拾い、ズレを解消することを心がけましょう。抽象的な言葉とは、コミュニケーションにおいて解釈や認識のずれが生じる言葉のことです[7]（表1-4）。"訊く"を用いて数字で確認したり、具体的に含まれる内容や範囲、行動レベルで確認するようにしましょう。

その他、新人が就職して間もない時期には医療における専門用語を多用することも避けましょう。意味が伝わっていないことがほとんどです。また、コンセンサス、アサイン、アジェンダ、コミットなど、ビジネス用語を用いることも避けましょう。相手に伝わってこそ成り立つのがコミュニケーションです。

表 1-4　抽象的な言葉

形容詞・副詞	動詞	代名詞	接尾語
多い 少ない 好き 嫌い ずっと だいたい かなり 少し 真剣に 前向きに 早めに なんとなく ちゃんと できるだけ○○ ○○っぽい	検討する 頑張る 対処する 意識する 注意する	あの人 あの患者 みんな あれ それ さっき そっち あっち その手のこと あのようなこと 昨日と同じ	○○等 ○○的 ○○力
＜対処法＞ 数字や固有名詞、有無などを用いて確認する	＜対処法＞ 具体的に動いている様子をイメージし、行動レベルで確認をする	＜対処法＞ 何を指しているのか具体的に紐づける	＜対処法＞ ○○等の場合には、どの範囲まで含まれるのかを具体的にする

文献7を元に筆者作成

事実だけでなく、学習者の思考や感情、ニーズを捉えながら聴く

　教育学者であるコルトハーヘン氏は、氷山モデルを提唱しています（図1-3）。実は、我々に見えているのは氷山の一角、行動だけなのです。それを下支えしているのは、その学習者なりの思考や感情、望み（ニーズ）です。つまり、行動だけを指摘して修正を図ろうとしても、水面下にあるものを捉えない限りは行動変容を促すのは難しいということです。この水面下の部分は、潜在意識のなかにあることも多く、本人は他者との対話を通してはじめて気づくことがあります。責める質問では、学習者は頑なになるばかりです。

寄り添い型の優しい質問を繰り返し、未知の部分を少しずつ掘り下げていくことが肝心です。

　その他、自分中心になりがちな学習者の場合には、相手の軸も置きながら掘り下げていくと相手の思いや物事の本質に気づくことが期待できます（表1-5）。ぜひ、試してみましょう。

図1-3　氷山モデル

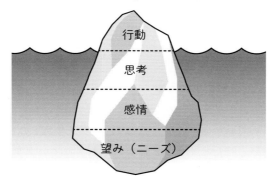

表1-5　8つの問い

0.　文脈はどのようなものでしたか？	
1. あなたは何をしたかったのですか？	5. ○○は何をしたかったのですか？
2. あなたは何をしたのですか？	6. ○○は何をしたのですか？
3. あなたは何を考えていたのですか？	7. ○○は何を考えていたのですか？
4. あなたはどう感じたのですか？	8. ○○は何を感じていたのですか？

文献8を元に筆者作成

内容に応じて学習者が素直な思いを表出できるよう場を調整する（面談室など）

　多くの人は、人前で自分の弱さ見せたり、できない自分を晒すことには抵抗を感じるものです。今日は少し立ち入って深い部分にまで触れて話しをし

たいと考えたならば、新人・学習者にとって安心して本音を話せる場を設けるようにしましょう。スタッフステーション内での晒し者行為は厳禁です。指導を受けている様子を目にする他の新人にとっては、"いつか自分もあんな風に人前で晒されながら指導を受ける日がくるのだろう"という恐怖心を与えることになります。

　他にも、その日は出勤していない新人の悪口を言ったり、新人の欠点ばかりが書き綴られた申し送り帳という名の閻魔帳をつくり回覧すると、新人を傷つけることになるので避けましょう。もしも、新人の申し送りノートを活用するのであれば、ポジティブメッセージを意識して書くようにするのがコツです。

さらに極めたい人は発問力を鍛える

　発問とは、指導者が学習者に対して行う教育的な意図をもった問いかけのことを示します。問いかけることを通して、興味を喚起したり、発想を広げたり、思考を深めさせたりすることができるとされています[9]。えっ、質問と何が違うの？と思った方もいると思います。なかなか鋭い気づきですね。質問とは、知っているかどうかを聞く問いのことです。たとえば、「地球の温暖化が進んでいることを知っていますか？」という問いは、質問になります。それに対して発問は、学習者が考えようとする姿勢をつくり出す問いのことを示します。先ほどの例でいうと発問は、「地球の温暖化が進んでいるのは、なぜですか？」となります[10]。なぜ、と問われるからこそ人間は考えるのです。

　質問に対しては、YESかNOで答えることになり、そこから話が深まることはあまりないでしょう。一方、発問は考えることを促すものですから、おのずと深まっていきます。指導をする立場であれば、質問ではなく発問をできるようになりたいものです。発問には、さまざまなパターンがあります（表1-6）。日々の振り返りはもちろんのこと、シミュレーション研修における振り返りでも活用できます。

表1-6　発問のパターン

● 問題把握の発問：気になった場面は、どこですか？
● 共感的発問：Aさんは、どんな気持ちだと思いますか？
● 分析的発問：なぜ、転倒したと思いますか？
● 投影的発問：自分ならば、どのような声をかけますか？
● 批判的発問：B看護師の対応を、どう思いますか？
● 補助発問：もしも、〇〇の場合だったら？
● 自分をみつめる発問：あなたの〇〇に活かせることは？
● 価値を把握する発問：一番大切と思ったことは何ですか？

文献11を元に筆者作成

　ここまでが、効果的な傾聴をするためのコツとなります。日頃の関わり方を振り返ると、できていることも多かったのではないでしょうか。ときどき指導者から聴かれる言葉に、「新人が嘘をつく」というメッセージがあります。もしも新人が嘘をついているとしたら、それは無意識の防御反応が発動していると解釈してください。つまり、新人が責められていると感じて自分を繕うとしている証です。

　こういった状況を回避するためには、新人にとって安全な場を設けること（面談室など場所の調整）、そして信じて傾聴し丸ごと受け止めることがコツです。指導者の立場からすると、周囲から得た事前の情報収集も併せて新人の話を傾聴していくと、実際の状況とはズレがあり嘘だと感じることがあるでしょう。しかし、あくまでも新人から見えている世界はそうなのだと受け止めることが大切です。新人の目線に立ち体験世界を共有することができれば、最適な解決策を見出すことが期待できます。日頃からの関係づくりを意識し、腹を割って本音で話せるよう取り組んでいきましょう。

Column 応答メッセージを意識する

　発問と同時に意識したいのが、応答メッセージです。せっかく良い発問を投げかけても、新人からは予想外の返答が寄せられることが多々あります。そんなときに、指導者自身が驚いてフリーズしてしまったり、「えっ、そんなこと聴いていません。」などと一喝すると、新人は固まってしまいます。どんな突拍子がない返答だとしても、まずは受け止めることが肝心です。受け止めてもらえると、新人は"この指導者さんになら何でも言える"ということを認知し始め、少しずつ言葉が増えていきます。返答の一例は、p24 の相づちの欄をご参照ください。その他、TV 番組に出てくる名司会者やお笑い芸人さんたちも、相づち上手です。よく観察をしてみましょう！

▶▶ 2）観る・看る

　"みる"には、2 つの漢字を当てています。まずは、看護職の生業でもある観察の"観る"を活かして、学習者を捉えていきましょう。

学習者の健康状態を把握する

　まずは、新人にとって必要なことは、職場環境に慣れるということです。4 月、5 月の時期であれば、朝ごはんを食べて定時に出勤できれば OK です。出勤しなければ、そもそも指導も始まらないのです。学生という生活スタイルから、看護師という生活スタイルへ上手く移行ができているか、健康面に意識を向けましょう。はじめての一人暮らしをしている人、緊張状態が強い人、真面目過ぎる人などは、とくに配慮が必要です。海外の調査によると、起床から 17 時間を超えると酩酊状態で仕事をしているのと同じ状態だという報告があります。酩酊状態とは、ほろ酔いの次の段階になります。パフォーマンスが低下し、作業効率が上がらないだけでなく、インシデント発生にもつながりますので要注意です。

学習者が困っているときに見られるサインがわかる（表情、視線、しぐさ：頭を掻く・瞬きが増える、声のトーン、トイレに籠る、など）

　みなさんは、部署の新人が困ったときに出す個々のサインをキャッチできているでしょうか。目が泳ぐ、頭を掻く、髪を解いて縛り直す、瞬きが増える、クリップボードの書類を何度もめくっている、持っている手帳をパラパラと焦りながら見直している、病室とスタッフステーションを何度も往復する、トイレに籠ったまま出てこない、等々いろいろなサインがありますね。

　関わり方のコツは、このサインを早めにキャッチして指導者から声をかけることです。急変対応と一緒で、早めに対応すると問題がこじれずに済みます。声をかけるときのコツは、「大丈夫？」を使わないことです。大丈夫？と聞かれると、とっさに「大丈夫です。」と答えてしまうのが日本人の特性です。すでに困っているサインが出ているのならば、ニコッとしながら近づいて「どうしたの？困っているのでしょう？」と声をかけましょう。すると新人は、えへへと苦笑いをします。それが、新人なりの精いっぱいの応答なのです。「大丈夫よ、状況を教えて。どこまで進んだの？あぁ、ここで困ってるのね。一緒に考えよう」と声をかけて対処します。この"一緒に"は魔法の言葉です。新人は、指導者に"一緒に"と言われると、一人ではないことを感じて『頑張ろう！』という気持ちがわき起こってくるそうです。

　さぁ、健康面と困ったサインが捉えられたら、次に3つの視点（知識、技術、態度）を軸に置きながら、下記の点を観察しましょう。

看護手順や仕事の段取りを観る

　入職以降、新人には様々な看護技術を覚えていくことが求められます。看護手順については、標準業務手順書などのマニュアルやe-ラーニング教材を活用し、まずは必要物品や手順などの知識を押さえます。手順を覚える際の最初のコツは、暗記することではありません。何を見ればよいのか、それがどこにあるかがわかることがポイントです。具体的な技術習得における関わり方については後述しますが（p47参照）、覚えた看護手順をシミュレーションにて、あるいは臨床の場で実践する際に観るポイントは3点、①標準業務

手順書通りに実施できているか、②曖昧な部分はないか、③得意や不得意な箇所はどこか、です。

①標準業務手順書通りに実施できているか

　看護技術などの業務については、標準業務手順書通りに実施できることを目指しましょう。手順書は、患者安全や感染対策などが網羅されており、手順書を遵守することはインシデント発生の抑止にもつながります。

　手順書通りに実施できない場合は、一連の流れがイメージできていない可能性や、なぜそれをその順番で実施するのかなどの根拠が十分に理解できていない可能性が考えられます。もう一度マニュアルや映像を確認したり、あるいは指導者がデモンストレーションをしながら、一つひとつの根拠を押さえるようにしましょう。

Column　標準業務手順書の見直し

　医療は日進月歩であり、エビデンスも更新されています。医療事故防止の観点から、医療機器や医療材料の開発も進んでいます。しかし、最新の安全装置がついたとしても、それを正しく使用するための手順書が古いままでは医療事故を防ぐことはできません。新人研修は、標準業務手順書を見直すチャンスでもあります。指導者らと連携を図り、毎年見直しを行っていきましょう。

---

②曖昧な部分はないか

　時間をかければ実施できるし間違いはないけれども、目が泳いでいる、手元がおぼつかない、という新人はいませんか？　こういう状況が見られたら、曖昧さの現れだと捉えてください。心の迷いや不十分な知識が、手技や態度に表出されます。不安に感じていること、客観的に観て迷いがあると感じられる部分を共有し、知識と技術の再確認を行いましょう。

　看護技術の習得においては、繰り返しの練習が上達への近道です。頭が真っ白になっても体が勝手に動くくらい繰り返し練習をできる環境を調整しま

しょう。誰よりも繰り返し練習をしたという事実が、新人の自信にもつながっていきます。

③得意や不得意な箇所はどこか

　人間には、得意・不得意があるものです。不得意な箇所は早めに見つけて、繰り返し練習ができるように促しましょう。不得意から逃げようとすると、標準業務手順書から逸脱した行為が見られるようになりインシデントにもつながるため要注意です（不得意の克服方法については、p53を参照）。

　また、初期の段階においては、新人が不得意な部分だけを指導者が代行して支援する関わり方もよいでしょう。どのように振る舞うと成功するのか、指導者や同期が成功している姿を客観的に観ることを通してイメージを掴めるようにします（代理体験）。

　もう1つ大切なことは、得意な部分も見つけることです。不得意と同様に、本人が自覚していることもあれば、無自覚なこともあります。強みは、積極的に承認し自信につなげていきましょう。

　その他、仕事の段取りについても観ていきましょう。効率よく、円滑に作業を進めて行くコツです。エキスパートは、さまざまな仕事術をもっていますね。たとえば、無駄のない動線や効率のよい情報収集も段取りの1つです。どのルートを辿って歩くと効率よく必要物品を集めることができるのか、朝の段階で誰に声を掛け、何を依頼しておくと1日がスムーズになるのか、マニュアルには書いていない仕事の段取りを習得できるよう支援しましょう。

患者やスタッフとの関わり方を観る

　コロナによる実習への影響か、あるいは友達親子と呼ばれる今どきの関係性の変化が影響しているのか、新人の言葉遣いや態度が気になる、コミュニケーションが取れない新人がいる、という声が増えました。具体的な事例としては、指導の際に"はい"ではなく、"うんうん"という友達のような応答があったり、"へぇ、そうなんですね〜"という他人事のような返答もあるようです。また、指導者の後ろに立っている新人が、患者の話を一緒に聴きながらも、うなずきもせず、ただ棒のように立ったままでいる場合もあるようです。

コロナ世代の特徴だ、今どきの若者だ、というように一括りにしてしまうと、適切な対応ができなくなります。これらはすべて、未学習による影響なのです。最近の若者は社会性がないという言葉も耳にしますが、核家族化が進んだことで年長者と関わる機会も減り、そもそも社会性を学ぶ機会が少なくなっています。知らないことはできません。その場で、即時フィードバックするようにしましょう。単にダメと伝えるではなく、具体的にどのような振る舞いが求められているのかを伝えることがポイントです。

学習者の強みや得意なことを3つ言える

　皆さんの部署にいる新人を1人思い浮かべてください。今から1分間で、その新人の強みや得意なことを3つ挙げてください。よーい、スタート！

〜〜〜〜〜〜〜〜〜〜〜

　さて、3つ挙げられましたか？　1つは浮かんでも、3つとなるとハードルが上がりますね。

　私たち看護師は、問題解決型志向で活動しているため、どちらかというと問題や欠点を見つけることの方が得意なのです。指導者に求められていることは、新人の強みや得意を見つける力です。強みや得意は言語化して新人と共有し、それらが活かされる仕事を提供していくことが新人を伸ばすコツです。

　というのは、新人は何もできない自分や役に立たない自分を感じながら働いています。強みや得意を自覚することができ、かつそれらを活かして病棟に役立っている自分を感じることができるよう支援をしましょう。強みや得意は、心の拠り所になります。そして、それが自分らしさとなり看護師としてのアイデンティティの形成につながっていくのです。

> **Column**　**新人は、アイデンティティを喪失する**
>
> 　アイデンティティとは、①自分らしさや個性、②自分というものが存在しているという認識であるとされています。すなわち、「私は何者か、私とは～である」と言えるのがアイデンティティです。ただし、このアイデンティティを喪失すると、自分が何がしたいのか分からない、自分の好きなものが分からない、自分の意志がよく分からない、自分の感情がよく分からない、自分の意見がない、という状態に陥っていきます。皆さんの部署の新人は、上記のような状態に陥っていませんか？
>
> 　アイデンティティを構築していくためのカギは、組織やチームの一員として認められていることや自身の強みを本人が自覚することです。「自分は、●●病院の看護師で、●●病棟の一員である。自分の強みは、●●である」ということを本人が自分の言葉で言うことができたならば、そこを手掛かりに少しずつアイデンティティを形成していくことが可能となります。ダメ出しばかりされている新人さんは、人格否定を受け続ける状態に陥り、やがてアイデンティティも崩壊していきます…。

学習者が抱えている仕事や課題の内容や量、期限を把握している

　いつになったら課題を出すのだろう、そんな風にヤキモキしている指導者はいませんか？　実は、指導者から出される課題は適切な量と質が担保されているのですが、他の先輩から抽象的な課題が出されているケースがあります。たとえば、「次回までに化学療法調べてきてね」というものです。みなさんなら、何を調べてきますか？がん化学療法には、さまざまなレジメン*があります。すべてのレジメンを調べてくるということでしょうか？　それとも、副作用が出る時期や薬剤による副作用の違い、また副作用が生じた際の看護について調べればよいのでしょうか？　そこには、PVC フリーの話や、血管外漏出が起きたときの対処も入るのでしょうか？

　おそらく、他の先輩らであれば、前後の文脈から調べてくる内容を判断できるのかもしれませんが、新人からするとそれがわからないのです。私たちにとっての当たり前は、新人にとっては当たり前ではないことを覚えておき

ましょう。明確な指示が必要となります。

　また、調べることが目的なのか、考えることが目的なのか、そこも吟味をしましょう。要するに、どこに一番時間を費やしてほしいかを指導者自身のなかで吟味してから伝えることがコツです。考えることが目的なのであれば、やみくもに調べさせることはナンセンスです。具体的な参考書籍を紹介して、何ページを読んで○○の場面における関わりのポイントについてイメージしてくるように伝えた方が、よっぽど学習効果は高くなります。

　失敗をしたくないというタイプの新人は、完璧を求めるがあまり、なかなか課題が出せない人もいます。そのような場合には、予め内容よりも期限を守ることの方が価値が高いということを、新人と共有しておきましょう。たとえば、レポートであれば何度かやり取りをしながら完成をさせていきますね。そのことを伝えておき、早めに出した方が得であることを伝えると、割合と出してくれるようになります。

　その他、期限に関していえば、看護部への提出締切日に指導者に提出してくる新人もいますね。課題が出されたと同時に看護部への提出期限を確認し、そこから逆算して、いつ指導者に提出したらよいのか、具体的に打ち合わせができるようにしていきましょう。

＊レジメン：時系列で表記される治療計画のこと。抗がん薬や輸液、支持療法薬（制吐剤など）など、投与に関する一切が書かれている。

同期や他のスタッフとの人間関係を把握している

　アドラー心理学でも知られているように、人間の悩みは100%が人間関係といわれています。心理的安全性（p69）を構築するためにも、人間関係の把握は重要となります。同期との関係はもちろんのこと、苦手な先輩がいないかなど、観察をしておきましょう。人間関係が構築できると、本人のパフォーマンスが引き出されていきます。まずは、新人にとって心の居場所が病棟内にあるかを確認しましょう。

　その他、コロナ禍において変化が生じているのは、同期や先輩との関係性です。以前は、歓迎会や食事会などを通じて、同期や先輩たちとの関係性を

築くことができましたが、今はそれができていません。また、集合研修を通して他部署の新人と知り合い、関係をつくれるチャンスがありましたが、その機会も奪われています。病棟内で人間関係が破綻したとしても、他部署に仲間がいれば頑張ることができますし、集合研修では自部署では見せない一面を気負いせず見せることもできたのですが、今はそれらができない状況にあります。つまり、ピアサポート（仲間同士の支え合い）の機能が低下しているのです。

行動制限に加えて、黙食となり、雑談すらできない状況にありますが、私たちにはノンバーバルコミュニケーションという手段もあります。感染対策を講じながら、まめなにコミュニケーションを意識的に図っていきましょう。

Column　　**コミュニケーションは質より量**

　長い面談をするよりも、短いコミュニケーションを繰り返し行った方が、関係性が築きやすいことがわかっています。それをザイオンス効果、または単純接触効果と表現します。

　これは、人間は接触回数が増えるほど、その人やモノに対して好印象を持ちやすくなるという効果のことです。例えば、テレビのCMでよく目にする商品があるとしましょう。すると、店舗に出向いた際にその商品を目にすると好印象が蘇り、同類の他の商品よりも安心感を得て、つい購入してしまうのです。

　たとえば、自分が夜勤明けで新人が日勤のとき、あるいは今日は担当でなくとも廊下ですれ違ったとき、意識的に声をかけ接触の機会を増やしていくことで、新人との関係性づくりができるということです。

▶▶ **3）伝える・傳える**

最近は、「私の言いたいことが、新人に伝わらない…」と感じている指導者も多いのではないでしょうか。実習経験も社会的経験も不足している新人に、どのように伝えれば意図を理解してもらえるのでしょうか。そんな悩みを解

消するヒントを紹介します。

伝えたいときこそ"きく"

　指導における"伝える"という行為は、いわゆるプレゼンテーションとは少し違います。一方的にプレゼントを届けただけでは指導者の自己満足で終わってしまい、本来の目的に達成していない場合があります。伝えるという行為は、互いのパズルのピースを合わせるような行為です。学習者のピースに合う言葉を届けるためには、自身のピースの形を整えることが求められます。まずは学習者の話をきいて（聴く＆訊く）、学習者のピースの形を確認しましょう。

　伝えたいという気持ちが強いときは、教えたいという気持ちも強くなりがちです。教えたい気持ちが強いと、つい指導者の独演会になりがちです。学習者が求めていることをシンプルに伝えるためにも、まずは、先述の"きく"で対処しましょう。ここでは、"きく"を終えたあとの次のステップ、伝える際のコツを共有します。

具体的な言葉で伝える

　忙しくなると、人間は言葉を省略する傾向があります。「昨日の、あれやった？」、「さっきの人、どんな感じ？」。思い当たる人もいるのではないでしょうか。言葉を端折るとき、私たちは抽象的な言葉や指示代名詞を使いがちです。抽象的な言葉については、聴く＆訊く"のセッション（表1-4）でお伝えしましたね。その場の空気を読んだり、前後の文脈から理解してもらわないと困ると考える人もいるかもしれませんね。しかし、一つひとつがつながらず、バラバラになりがちなのが新人の思考です。そのバラバラの考えを、つながりのある思考、つまりエキスパートの思考に導くためには、丁寧に言葉を紡いでいくことが求められます。

　たとえば、こんなシーン。さて、問題です。抽象的と思う部分に下線を引いてみましょう。

指導者：「今日は、午後から同室患者の検査に同行してください」

新　人：「はい、わかりました」

指導者：「検査室の人に迷惑かけないように、ちゃんとしてください」

> 新　人：「はい」
> 指導者：「それから、貴金属類は全部外して行ってください」

　もう、お気づきですね。そうです、すべてに下線を引くことができます。午後からとは何時からでしょうか？　同室患者とは、どこの同室患者のことを示していますか？　なんの検査ですか？　同行、どのように一緒に行けば同行となりますか？　検査室にはどんな人がいるのでしょうか？　迷惑とは、どんな迷惑を想定していますか？　ちゃんと、なにができたらちゃんとになりますか？　貴金属類、これは患者さんのモノ？　それとも、新人の？　全部外してとは、どこまで外せばいいのでしょうか？

　　新人　　「あの…、（自分の）銀歯がはずせません！」
　　指導者　「かまへん、かまへん、つけて行ってや〜（笑）」

　笑い話のようですが、これは、実際にあったやり取りです。
　私たちにとっての当たり前は、新人にとっての当たり前ではないということを心に留めておきましょう。コロナ禍で実習体験が制限されただけでなく、学内演習にも影響が及んだ新人を、みなさんは育てていくのです。例年以上に経験が不足している新人がいることを意識して、新人の目線で伝えること心がけましょう。

"なぜ"を意識して伝える

　みなさんは物事を伝える際に、5W1Hを意識して伝えていると思います。どれも大事な要素ですが、人を動かすコミュニケーション理論であるゴールデンサークル理論によれば、人は「なぜ（Why）」によって動かされるとされます。次いで、「どうやって（How）」「なにを（What）」の順で説明することで感情に訴え、行動を促すことができるとされます。5W1Hのなかでも、Why（なぜ）を意識して伝えるようにしましょう。加えて、新人たちは学生時代に看護の基礎教育のなかで、根拠の大切さについて学習しています。よって、「なぜ」がわかると納得が促されて行動しやすくなります。ぜひ、なぜを意識して伝えるようにしましょう。

当然ながら、これは新人に限ったことではありません。例えば、「血糖値を測定して」だけでは、すぐに動いてくれないことがあります。しかし、「なぜ」から始めると、目的がわかるので図1-4のように行動を促しやすくなるわけです。

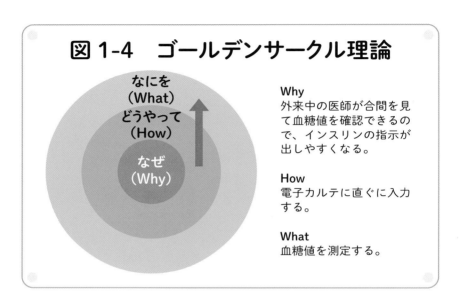

図1-4　ゴールデンサークル理論

なにを
（What）
どうやって
（How）

なぜ
（Why）

Why
外来中の医師が合間を見て血糖値を確認できるので、インスリンの指示が出しやすくなる。

How
電子カルテに直ぐに入力する。

What
血糖値を測定する。

2）思考発話法の活用と認知的徒弟制

　コロナ禍の影響が続き、学内演習や実習に大きな影響が及びました。これまでの新人とは違い、実習経験が少ないことを考慮して関わる必要が求められています。そんななかでお勧めの関わり方があります。それは、思考発話法です。

　思考発話法とは、もとはライティング・プロセス探索を目的とする実験の研究手法として採用されていたものです[4]。単純に言えば、行動の課程で考えていることを逐一言語化するというものです。どのような知識や情報をもとにして、どのように判断をし、その行為に至ったのか、一連の流れを言語化します。行動の背景にある思考がわかるわけです。指導法としての効果が大きいことから、教育現場でも広く知られるようになっています。頭の中身

を説明してくれるわけですから、後ろで見ている新人も、その行動の意味がよく理解できるのです。また、指導者側にとっても、あらためて自分の思考と行動をつなぎ、看護行為の意味づけを言葉にすることによって、自分の看護観に気づくことができます。「自分はこれを大事にして看護をしているのだな」との再認識する機会となるのです。文章にすると簡単にように思えるかもしれません。しかし、実はとても難しく、エキスパートになればなるほど何気なく行っている行為も多く、言語化の壁に直面するはずです。ぜひ、ご自分でも試してみてください。

研修では、よく寿司職人を例に出すのですが、寿司職人の修行期間は、飯炊き3年握り8年などと言われるように長いものです。しかし、今は3カ月で寿司職人を輩出する学校ができています。10年以上の修行期間を3カ月に短縮するとは、どんな教え方なんだろうと調べたら、思考発話法、そして後述する認知的徒弟制のモデルを活用しているとのことでした。それだけ効率的な学習法ということです。

教育における学習成果と効率の差を捉えた、キャロルの時間モデルというものがあります（図1-5）。

図1-5　キャロルの時間モデル

$$学習成果 = \frac{学習にかけた時間}{理解に必要な時間}$$

思考発話法を用いたシャドウ＆OJT
心理的安全性

学習者が、理解に必要とする時間に対して、実際にどれだけの時間を学習にかけたが学習成果を決定づけるという考え方です。才能や能力は関係なく、誰でも、その人が理解に必要とする時間を学習にかければ、目標は達成できるわけです。そして、分母である「理解に必要な時間」を減らすことができれば、学習効率が上がります。

そのためには、思考発話法を用いてわかりやすく説明するOJTを行います。

また、強い緊張状態ではパフォーマンスは上がりませんから、心理的安全性（p69）を担保して、説明したことが十分に伝わるようにします。心理的安全性の担保と思考発話法を用いたシャドーイングとOJTがキモなのです。たとえば、今までは理解に2時間かかっていたところが、見せながら説明してくれる人がいると1時間で済んでしまったりします。これまでの新人教育は、同行させて実践を見せてから、その意味を問う質問攻めの教育が主流でした。おそらく、みなさんもそのように育てられてきたと思います。しかし、これからは実践を見せてつなぐ教育が求められているのです。

　もう一つ、新人を一人前にする重要な学習モデルとして認知的徒弟制が挙げられます（表1-7）。モデルを見せ、コーチングをして、本人に合った課題を与え、徐々に手を離していきます。また、この課程では思考発話が行われます。

表1-7　認知的徒弟制

1.Modeling モデリング	まずは指導者が、学習者に対してデモンストレーションを行い、イメージやゴールを共有する
2.Coaching コーチング	指導者は学習者にその技能を練習させ、その様子を観察し、適宜ヒントを提供したりフィードバックを行う
3.Scaffolding 足場かけ	学習者が自分の力だけで課題を遂行できるよう、難易度に合わせた支援（足場かけ）を行う
4.Fading 足場はずし	学習者の成長に応じて、徐々に支援を減らしていく
5.Articulation 思考の言語化	学びを確実なものにするために、学習者が技術や思考を言語化できるように促す
6.Reflection 振り返り	学習者と共に実践した行為や出来事について振り返り、学びや教訓を導く
7.Exploration 探求	指導者は、学習者が次の課題を自主的に探索できるよう支援する

　それぞれ、説明していきましょう。

モデリング：さきほどのロールモデルです。やってみせ、「これが看護よ」と
イメージさせます。技術トレーニングであれば、「デモンストレーション」を
してあげてください。

コーチング：何が OK で、どこが NG なのか。できるためには、どのように
すればよいのかを、言葉で支援していきます。

足場かけ：学習者の難易度に応じたミッションを提示していくこと。

足場はずし：今度は、逆 OJT です。少しずつ自立、ひとり立ちできるように
支援の手をはずしていくことです。

思考の言語化：以上の過程においては、「思考の言語化」が大事になります。
「思考発話」です。①モデリングの段階は、指導者が思考発話をします。④足
場はずしの段階は、学習者に「なぜ、その手順でしたか」を思考発話させて
ください。すると、正しい思考でそのアクションが行われているかを確認す
ることができます。

振り返り：やりっぱなしでは、人は育ちません。しっかり振り返りをします。

探求：そして、振り返りの中で、次の課題を見出していくように支援するこ
とも大事なポイントです。

　背中を見ているだけでは育ちません。私たちの世代は、「背中を見て育ちな
さい」と口酸っぱく言われました。でも、今どきの世代は、「背中を見るんだ
よ」というと、本当に背中を見ていたりします。どこを見たらいいのかを具
体的に伝えるようにしていきまましょう。

　「思考発話をしてください」と現場にお願いすると、「答えを言っていいん
ですか」と返ってくることがあります。はい、よいのです。答えを言ってく
ださい。答えを言ったからといって、全部を見ることができているわけでは
ありません。「出しすぎたくらいで、ちょうどいい」になるのだと思っていま
す。

▷▷ **思考の言語化にチャレンジ！**
　ここで、事例を用いて思考の言語化にチャレンジしてみましょう。

事例
患者：Ａさん、90歳、男性。肺炎にて入院中。
経過は順調、抗生剤の効果もあり、明後日退院予定。
深夜さんより、「夜間咳嗽あり、浅眠の様子」との申し送りあり。記録を確認すると、その前日にも夜間咳嗽の記録あり。
実は、あなたは今週日勤でこの患者を受け持っていましたが、日勤帯では咳嗽は見られていませんでした。

　上記事例から、まず「気になる情報」を書き出してみましょう。また、その情報から「何が起きているのか（仮説）」を立ててみましょう。そして、今日、この患者さんを観察するとしたら、「どこを観察するか」も書き出してください。

　いかがでしょう？　以下のような事柄が挙がってきたのではないでしょうか。

気になる情報	何が起きているのか（仮説）
夜間咳嗽	心不全？　誤嚥？　肺炎の再燃？　喘息？
浅眠	咳嗽？　退院の不安？　昼夜逆転？

　日帯勤では咳がないのに、夜だけ咳をしているのがポイントです。夜間咳嗽に関しては、「心不全」が起きているのではないかと予測します。なぜなら、心不全の特徴として、夜間咳嗽があるからです。もう一つは、90歳男性ということを考えると、たとえば、夜間、覚醒した際に、十分に上体を起こさずに水を飲んで「誤嚥」しているのではないかなどと推測できます。
　浅眠に関しては、咳嗽や昼夜逆転によって起こっている浅眠かもしれません、また、退院への不安を感じて浅眠になっているかもしれません。あるいは、そもそも、浅眠がない可能性さえあります。これは、深夜の看護師のアセスメントですから、その看護師がそう感じただけで、聞いてみると、「寝てます」ということもあります。本人に確認しないとわからないところです。

　では、心不全や誤嚥を想像した場合、観察すべきポイントはどこでしょうか。

乾性咳嗽／湿性咳嗽　食事量／水分摂取　バイタルサイン　喀痰の有無や性状　排尿や排便回数　採血データ　肺音聴取　睡眠状況　低蛋白の有無　息苦しさの有無　浮腫の有無　腎機能　安楽な立位　体重増加の有無　退院への不安

　さまざまなポイントが出てくるはずです。毎朝、新人とは一日の動きについて打ち合わせを行うと思いますが、その際に、こうしたポイントを共有してほしいのです。たとえば、新人の山田さんであれば、次のような感じです。

「山田さん、おはよう。今日も一緒に、よろしくね。今日の担当のＡさん、夜間咳嗽・浅眠って書いてあったでしょう。私、３日間受け持っているんだけど、日勤帯では咳嗽、ないんだよね。だから夜間咳嗽って、心不全が起きているのではないかと、私、思っているの。心不全が起きているってことは、心不全に特徴的な症状が出るから、浮腫が出ているかどうかを確認しようね。じゃあ、浮腫はどこに出ると思う？　そう、足のスネと足背に出やすいから、だから指で押さえて圧痕を確認しようね」

といったように具体的に打ち合わせをします。

　どんなふうに観察するのか？　どこを見るのか？　具体的に朝の打ち合わせをしてください（詳しくはp153参照）。そうすれば、ベッドサイドで思考発話をしなくても、なぜ指導者がその質問をしているのか？　そこを観察しているのか？　ということが後ろで見ている新人の山田さんにもわかるわけです。しっかりと、思考発話を活用していきましょう。ベッドサイドでできれば、なおよしですが、そうするとケアに時間かかります。それは、患者さんに負担をかけてしまいます。そこで、「事前の打ち合わせ」や「ケアが終わったあとの振り返り」を、思考発話で行いましょう。

＊

「看護師のもっとも重要な実践的レッスンは、何を観察するかを教えることです」

　これは、かのナイチンゲールの言葉です。「具体的に私たちが何を考えて、何を見ているのか」を共有することは非常に大事だと、ナイチンゲールの言

葉からも感じ取ることがでるのではないでしょうか。

▷▷ 元気のよい "はい" に騙されない

　指導をする際、みなさんは新人から元気な「はい」という応答があると、指導をした達成感に包まれるのではないでしょうか。しかし実際には、指導をした翌日に同じミスをする新人を前に、がっかりした経験がある方も少なくないでしょう。患者指導をする際に、みなさんは説明の途中で、あるいは一通り説明をした後で、必ず患者に対して理解度を確認する問いを投げかけますね。新人指導も同じです。単なる応答の「はい」ではなく、指導の最後には新人の言葉で何を理解したのかについて言語化することを促しましょう。聞いているときにはわかっているつもりでも、いざ言語化しようとなると理解していないと説明はできないものです。また、新人に言語化してもらうことで、その場で誤って理解している部分を修正することも可能となります。
「私の説明は、わかりましたか？」

　この問いでは、「はい」という答えしか返ってきませんので、以下のように確認すると、理解度が明確になります。
「大切なことを 3 つ説明しました。もう一度、自分の言葉で私に説明をしてもらえますか」

　もし、ニュアンスが違えば、その場で修正することが可能になります。

▷▷ PNP を活用して改善を促そう

　指導の際、ときには厳しい一言が必要になる場面もあります。そんなとき、皆さんはどんなことを心掛けていますか。「ちょっと今日は、厳しいお話をします」というような枕言葉もいいですね。その他に、PNP 法がありますので、ぜひ活用してみましょう。

　PNP とは、ポジティブ→ネガティブ→ポジティブの順を意識して伝える技です。ポイントは、ネガティブメッセージをポジティブな言葉でサンドイッチすることです。よって、サンドイッチ法として紹介されることもあります。ネガティブメッセージの部分は、ダメ出しではなく、次への課題やリクエストというスタイルにできると、なおよしです。また、指導者自身のメンタル

がネガティブになってしまうと、ポジティブメッセージが出しづらくなりますので、日頃から新人のよいところ探しをするようにしましょう。

PNP による指導者のメッセージの例

P：山田さん、今日は忘れ物なく物品の準備をすることができましたね。前回から成長が見られて、私はうれしかったです。ありがとう。

N：さらにバージョンアップするために、次は片づけに意識を向けるようにしましょう。持参した物品はすべて回収して、処置のために移動した物品類は必ず元に戻すようにしましょう。

P：山田さんは、患者さんへの説明も丁寧でわかりやすいので、見ていても安心感があります。あとは立つ鳥跡を濁さず。片づけができるようになれば、この手技はクリアです。応援しています！

▶ 最終的な決定権は学習者に

　みなさんは小さい頃、親に「勉強しなさい！」と言われて、途端にやる気を失った経験はありませんか？あるいは、職場で委員会活動を命じられてやったものの、あまりの忙しさに任命した師長を恨んだ経験はないでしょうか。人間は、生まれながらにして自分で選択をしたいという欲求があるそうです（心理的リアクタンス）。面白いのは、たとえその選択肢がその人にとってベストな選択だとしても、選択権が奪われた時点で反発心が生まれてくる点です。ダメだとわかっている恋が、否定されるほど燃え上がるのも納得できますね。

　私たちは日々、患者の意思決定支援を行っています。学習者に対しても同様に、意思決定支援を試みましょう。この策を取ることの利点は 2 つあります。1 つ目の利点は、もしも失敗しても責任の所在が自身に向かう点です。先ほど、委員会活動の例を提示しました。もしもどの委員会に入るかを選ばせてくれて、自分で選択した上で忙しかったとしたら、「あのとき選んだのは自分だ」と、責任の所在は自分に向かいます。指導者も、不用意に学習者から責められることを避けることもできます。2 つ目の利点は、自分で選択して成功したときの方が自信につながりやすい点です。指導者に言われた通り

実施して成功しても、手柄は学習者のモノになりづらいのです。学習者に選択してもらい、成功するように指導者は全面的にバックアップします。そして成功したときに、こう伝えます。「すごい、成功おめでとう！　あのとき選んだのは、あなた自身ですよ！」。すると学習者は自分が頑張ったから成功したと捉えられるようになり、自信につながりやすくなります。

　指導者は縁の下の力持ちです。学習者が、自分の力で頑張れた、成功したと思わせて初めて一人前のファシリテーターです（p53）。学習者中心の考え方でアプローチしていきましょう。

▶▶ 指導内容や関わり方をスタッフ間で共有している

　日々、同じ指導者が付くことができればよいですが、そうはいきません。指導者が代わっても、シームレスな教育が継続できるよう、指導内容や関わり方を共有しましょう。皆さんの部署では、どのような工夫をされているでしょうか。なかには、引継ぎノートを活用している施設もあると思います。引継ぎノートを活用する際には、必ず新人の目にも触れることを意識して書くようにしましょう。ダメ出しばかりでなく、できたことや良い点についても積極的に記載するようにしましょう。また、関わり方のコツについては、学習者の特性を捉えた情報を共有しましょう。たとえば、「朝の情報収集は一緒にPC画面を見ながら実施する」や「メモは指導者が書きながら説明をする」などです。こう関わったらうまくいったという、ベストプラクティスを共有しながら継続できると、指導が円滑になります。ただし、かなり個別性のある情報が含まれる場合もありますので、記載の方法や有無については事前に十分な検討をしましょう。

　その他、毎年のように新人が口にする言葉に、「A先輩とB先輩が言っていることが違うんですが、どっちが正しいのでしょうか？」というものがあります。背景には3つの課題が潜んでいます。1つ目はマイルールです。標準業務手順書等はあるものの、独自のマイルールが横行しており、逸脱した行為がなされています。この場合には、もう一度部署内で標準業務手順書等マニュアルの確認をする必要があります。2つ目はマニュアルがない場合です。これは早急にマニュアルの必要性を検討し、必要と判断した場合には早急に

マニュアルを整備しましょう。3つ目は看護観が影響している場合です。看護において何を大事にするかは、人それぞれに違いがあります。その違いによって差が生じています。新人の話をよく傾聴し、3つのどこによるものなのかを見極められると、そのあとのフォローがしやすくなります。

▶▶ 内容を絞る

　伝えたいことが山ほどあると感じたときには、"引き算の教育"を意識しましょう。多くのことを伝えられても、すべてを記憶することは難しいものです。価値ある1つを見い出すために、今日この新人に確実に学んでほしいことを1つ厳選しましょう。多くても3つまでに絞ることがコツです。お腹一杯にするよりも、8分目にくらいにしておいた方が効果的です。医療安全に係る行為、今日伝えておかないと明日インシデントにつながる行為は、必ず伝えるようにしましょう。なお、話は長くても30分程度に収めます。

▶▶ 自分のコンディションに配慮する

　下記の例文を見てください。このなかで、新人の行動改善につながるメッセージに下線を、感情のメッセージには波線を引いてみましょう。

指導者が新人に指導をしている場面

指導者：足浴の振り返りをしましょう。

新　人：はい、お願いします。

指導者：なんで今日も下に敷く防水シート忘れたの？有り得ないんだけど。えっ、だって前も私伝えたよね？なんで忘れるの？メモだってしたよね？なんでメモ見ないの？っていうか、お湯使うんだからさ、濡れるなって、ふつう想像できるじゃん。小学生だって想像できるよ。えっ、濡れない自信でもあったの？

　いやぁ、なかなか手厳しいご指導ですね……。いかがでしょうか。波線はたくさん引けたと思いますが、新人の行動改善につながるメッセージは見つかったでしょうか？　怒りの状態で指導をしても、学習者のなかに残るのは

怒られたという記憶だけなのです。"伝える"は、振り返りのなかでも活用する行為です。振り返りは、次につなぐために実施します。次につなぐためのメッセージを新人に届けられるようにしましょう。そのためには、自分自身のコンディションに配慮する必要があります。心身ともに健康的でないと看護の質も低下するように、指導の質も低下します。ご自身の心と身体のコンディションを、つねに意識して関わりましょう。

　もしも、心身のコンディションが不十分で学習者を傷つける可能性があると考えた場合には、他者に指導をお願いしたり、日を改めるのも一つの方法です。頑張り過ぎて、互いに疲弊しないよう気をつけましょう。

▷ **アンガーマネジメント**
　アンガーマネジメントは、指導において非常に重要な考え方です。アンガーマネジメントとは、要するに怒りやイライラといった感情をコントロールすることです。
　ポイントは以下となります。

怒りへの予防・対処法
・怒りの発生メカニズムを理解する（第一次感情、心のコップ）
・自分のなかにある"べきの境界線"を確認し、他者に伝える
・怒りを数値化する
・怒りのログをつける
・6秒をやり過ごす方法を取得する
・呼吸瞑想をする
・ストレス対処法を複数もち、モチベーションを管理する

　人のなかには「心のコップ」があり、これは人それぞれで大きさが異なります。おちょこサイズの人もいれば、ビールジョッキぐらいの人もいます。そこに溜まるのが第一次感情で、これは不安、恐怖、疲れた、つらい、悲しい、さびしいといった負の感情です。負の感情がコップをあふれると第二次感情、すなわち怒りとなります。

　怒り自体は、悪いものではなく自分を守るための大切な感情です。ただし、やみくもに怒りを相手にぶつけても何も生み出しませんから、コントロールすることが必要になります。また、怒りは自分が「こうあるべき」と思っていることが守られなかった際に生じます。「べき」は人それぞれで異なるものです。ここまでは許せるが、ここからは許せないという、自分のなかにある「べきの境界線」を確認しましょう。

　怒りの数値化は、たとえば10段階などで自分の怒りを評価します。これまでの人生で最大の怒りを10とすると、今、現に感じている怒りは大したことがなかったりします。ログをつけるとは、いわゆる日記のように継続的に記録をしていくことです。私も試したことがあります。とある街のバスは運転が荒く、通勤で利用する度にイライラして、その感情をスマホに記録していきました。後で記録を見返すと、自分のなかの「べき」や価値観に気がつくことができ、なるほどと思ったことがあります。研修のなかでは、「最近、怒ったこと」を列挙してもらうことがあります。書いてもらった後に、怒ったことの共通点、トリガーを探してもらうと、「自分の時間を取られるのが嫌」「約束を守らない人が嫌」「仕事が雑な人が嫌」など、自身の傾向が浮かんできます。文章化すると見える化になりますし、内省にもつながります。一度試してみるといいでしょう。

　さて、怒りはやり過ごすことも大切です。対処法として、まず重要なのが、怒りに「反射」しないことです。怒りを感じてにらむ、言い返す、叱る――すぐにこうした反射をせずに、怒りのピークとされる6秒間をやりすごすようにします。これは日本アンガーマネジメント協会が提唱していることです。やりすごす方法はいくつもありますが、たとえば手をグーパーして感情を運動に変換したり、頭のなかで100から7を引き続けるなど計算をするといった方法があります。ポケットに柔らかいボールを入れ、怒りを感じたらそれを握るという人もいました。見せてもらったら握りすぎて変形していました（笑）。個人的には、怒りを感じるようなことに直面した際は、こころのなかで「そうきたか！」と唱えるようにしています。想定外のことが起きると怒りを感じるので、このように受け止めるようにしています。それでも受け止めきれない場合は、「斬新！」と唱えます。そうすると、直面している出来事

が新規性を帯びてきて、ワクワク感が生まれてきたりします。指導にあたる人、役職者はポジションパワーもありますので、ぜひ怒りのコントロール術を習得しましょう。自身も楽になれますよ。

　また近年は、マインドフルネスが流行していますが、怒りをやりすごすのには呼吸瞑想も効果的です。呼吸瞑想のプログラムに参加した際には、目を閉じて背筋を正しく座って、2分間呼吸に集中するという方法を習いました（ちなみに、これをすることによってストレスによる蕁麻疹が減りました）。忙しい現場で2分間瞑想するのは困難ですが、最も短い呼吸瞑想と言われる深呼吸があります。深呼吸するだけでも、気持ちのリセットは可能です。

　そして最後に、ストレス対処法は複数もつことが大切です。一つしかないとうまくいかないこともありますので、これがダメならこれ、といくつももっておくと対処が容易になります。ストレスを溜めすぎないことで、モチベーションを維持することも可能になります。

　紙幅の都合もあり、ここではアンガーマネジメントに関してこれ以上の解説は成書に譲りますが、指導に役立つ考え方ですので、ぜひ学んでみてください。

3 ｜ 新人教育・指導担当者の役割

1）指導者の6つの役割

　新人の教育・指導に携わる人には、6つの役割があるとされます（表1-8）。

　計画者とは、どんなプログラム、スケジュールで育てるかということです。教材開発者は、どんなものを活用・用いて学んでもらうかということです。PPTで自作したスライドも教材に該当します。評価者は、新人評価は当然ですが、指導者側──自分自身──を評価することが求められます。また、教材を使用した場合、教材に対する評価も行います。情報提供者という役割は、新人に対しては手技やケア、コツといった具体的な業務に加え、オススメの一冊など、何で学ぶかといった情報も大切です。同時に、一緒に働くスタッフへの情報提供も欠かせません。新人の学習の進捗度や関わり方などを伝えます。教育には個別性が鍵となります。「口頭では指示が伝わりにくいので、

表1-8　指導者の6つの役割

①計画者
②教材開発者
③評価者
④情報提供者
⑤ファシリテーター
⑥ロールモデル

文献⑥より引用

メモなど文章にして伝えてください」など、関わる際のお願いをします。新人とスタッフをうまくつないでほしいところです。ロールモデルについては、イメージできると人は動くので、「これが看護だ」というお手本になる実践モデルをぜひ見せてほしいと思います。ただ一人でロールモデルを務められるような完璧な先輩看護師は少ないでしょうから、それぞれのいいところをお手本とするよう伝えるのも大切なポイントです。最後、ファシリテーターについては、詳細に説明します。

▷▷ ファシリテーターとは

　ファシリテーターの定義はさまざまあります。私がしっくりくるのは、「個人やチームがもっている力を最大限に引き出しながら、限られた時間のなかで、場の目的達成に向けて支援する人」[3]というものです。

　一口に言えば、縁の下の支援者でしょうか。ファシリテート（facilitate）の語源は、easyを意味するラテン語であり、容易にする、促進する、〜をしやすくするですから、要するにファシリテーターとは難しいことを簡単にしてくれる人、動きやすくしてくれる人です。

　この動きやすくするということが、とても重要なのです。「やる気」には構造があり、まず、考えて行動することによって前頭葉が活発になり、人間はやる気が生じます。これは脳科学的にも証明されており、よく「やる気にな

ったらやります」と言いますが、これはまずやらない場合の定番のセリフです。やる気を引き出して、行動を促すことの逆は、行動を強制することです。人間の心理として、選択の自由を奪われ、行動を他人に決められると反発する気持ちや態度が生じます。これを心理的リアクタンスと言います。相手の指示に従う方がメリットが大きいと理解していても、心理的リアクタンスは生じます。ですから、その人にとって考えやすくなる問いを出したり、動きやすくなる指示を出すことが大切なのです。

　やる気について、もう少し詳しく解説します。指導者側であるみなさんにも、先延ばしになっている仕事があると思います。先延ばしになっている行動は、図 1-6 の 4 象限のどこにあてはまるものでしょうか。

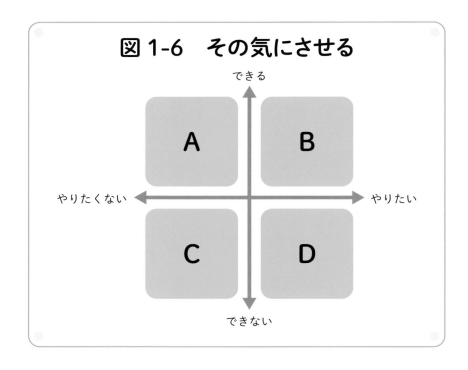

　先延ばしになりがちなのが「A：できるがやりたくない」です。次いで多いのが、「C: できないしやりたくない」です。「できないしやりたくない」まま

で先延ばしになっているものは、手放すのがベストの選択です。あるいは、その業務ができる人を巻き込む、もしくは、自分ができるところ・できないところに切り分け、できないところを人に振るという方法もあります。これは自分自身の場合ですが、新人に当てはめてみるとどうなるでしょうか。

　指導するあなたが、これは「B：できるしやりたいはず」と判断しても、新人にしてみたら「C：（自信がなくて）できないしやりたくない」かもしれません。こうしたギャップをなくすには、しっかりと本人と対話することしかありません。もう一点、みなさんなにかしら食べ物の好き嫌いがあると思います。嫌いなものを先に食べてしまうタイプの人もいれば、最後まで残すタイプの人もいます。業務も同じで、学習者がCのできない・やりたくないからことから片づけたいというタイプもいます。もし新人にそのような希望があれば、指導者側が指定することをさせるよりも、心理的リアクタンスの観点からも、Cにチャレンジさせるという判断も間違いではありません。ただ、Cに当てはまる業務のみですと挫折してしまうため、Bのできる・やりたいに合致する業務もしてもらいます。このようにバランスを取って仕事を振っていかないと、やらされ感からモチベーションも下がってしまうので注意したいところです。

▷▷ ファシリテーターに求められるもの

　ファシリテーターに求められるものは2つあります。それは、スキルとマインドです。ファシリテーターの両輪と言っていいでしょう。スキルは完璧でもマインドがなければ、冷徹な指導者になってしまいます。逆に、マインドは100点でもスキルが0点では、指導力をゼロにした松○修造のようなものです。思いだけがあふれて熱い、空回りしている人になってしまいます。

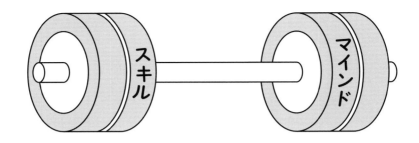

　では、ファシリテーターが持つべきスキルは何かと言うと、ありすぎてこ
こで解説するのは非常に困難です。書店に行けばファシリテーションの解説
本がずらりと並んでいるほどですから、説明するとなると、それだけでこの
本が終わってしまいます。上記で示した、指導の3要素（聴く・訊く、観る・
診る、伝える・傳える）はファシリテーターのスキルと共通しますから、こ
の3要素を押さえファシリテーターに求められる役割を念頭に置き、ぜひ成
書でさらに深く学んでみてください（p110でも少し触れています）。

　そして、マインドについては、指導者に求められる心構えと共通と言って
よいでしょう。レッスン3（p76）で、指導者に求められる7つの心構えを解
説しましたので、そちらを参考にしてください。

　多様なスキルとマインド、ファシリテーションにはさまざまな要素があり
ます。それを図示すると図1-7のようになります。あまり難しく考えるとプ
レッシャーばかりが強くなりますから、図に示したように「楽しむ」ことも
忘れないでください。肩肘の力を抜くことは、「場づくり（関係構築力）」に
も役立ちます。場づくりで重要なのは、心理的安全性や信頼関係の構築です。
心理的安全性はp69で解説していますので、参考にしてください。

2）理想的な指導者、ダメダメな指導者

　ここまで解説を読んで、みなさんのなかには、求められる要素や身につけ
なければならないスキルがたくさんありすぎて挫折しそうという方もいるか
もしれません。すべてを兼ね備えた指導者になるのは、おそらく不可能でし
ょう。できる範囲で自分の描く理想的な指導者を目指せばよいと思います。

　ところで、理想的な指導者とはどのような人なのでしょうか。まず、過去

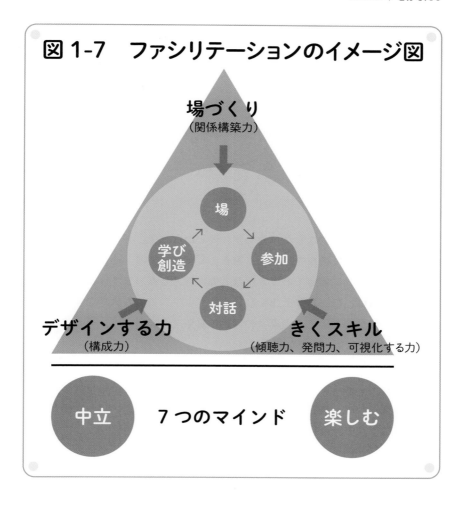

図 1-7　ファシリテーションのイメージ図

場づくり
（関係構築力）

場

参加

学び
創造

対話

デザインする力
（構成力）

きくスキル
（傾聴力、発問力、可視化する力）

中立　　　　7つのマインド　　　　楽しむ

にみなさんが出会ったさまざまな指導者を思い出しながら、理想的と思える
指導者、逆によい思い出のない指導者の特徴を挙げてみてください。

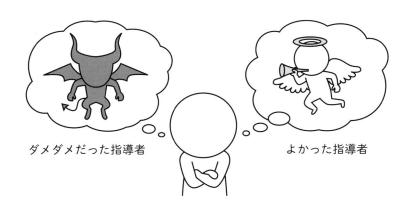

ダメダメだった指導者　　　　　　　　　　よかった指導者

　優しいなどの抽象的な言葉は使わず、優しいならば、どのような場面・行動で優しさを感じたのかを具体的に書き出していきます。そこに挙がってきたものが、あなたにとってのよき指導者像の答えとなります。よい指導者になろうとすれば、ロールモデルを自分のなかに持つことが大切です。過去に出会った、理想的と思える指導者の行動を真似てみましょう。そうするだけで、よい指導者に近づいていきます。

　一方、よい思い出のないダメダメな指導者は反面教師にします。自分がされて嫌だったことは、新人に行わないようにします。看護界には、いまだ数十年前と変わらない体育会系指導が一部で残っていますが、自分が嫌だと感じた指導は行わず、負のスパイラルを絶つようにしたいものです。

▷▷ こんな指導者になりたい

　自分が目指したい理想の指導者の姿が明確になったら、チェックリストのように箇条書きにして残しておきましょう。そして、この本を読み進めながら、折に触れてチェックしてみることをおすすめします。1カ月後、3カ月後、1年後など、理想を目指して進めているか、ぜひ点検してみてください。

■引用・参考文献
1）髙橋平徳、内藤知佐子編著. 体験学習の展開. 医学書院. 2019. 216.
2）おやこ心理相談室　https://oyako-heart.com
3）石川一喜, 小貫仁 編：教育ファシリテーターになろう！. 弘文堂. 2015,66-67.

4) 松永志野：ライティング・プロセス探索を目的とする思考発話法による実験方法に関する研究, 熊本大学社会文化研究, 9, 249-260, 2011.
5) 山田豊. プロ直伝！最高の結果を出すファシリテーション. ナツメ社. 2017. 224.
6) 中井俊樹ほか. 看護のための教育学. 医学書院. 2015, 144.
7) https://haraki18.blogspot.com/2013/04/big-word.html
8) コルトハーヘン編、武田信子ほか訳. 教師教育学　理論と実践をつなぐリアリスティック・アプローチ. 学文社. 2012. 179.
9) 前掲1
10) 加藤辰雄. 誰でも成功する発問の仕方. 学陽書房, 2008, 10.
11)『道徳教育』編集部編. 考え、議論する道徳をつくる　新発問パターン全集. 明治図書出版, 2019, 128.

Lesson

2

出会いと関わり

出会いと関わり

1　出会いと関わり方のコツ

1）魅力バイアスとメラビアンの法則

　新人指導者向けの実習では、スライドで美男美女の顔を映し出したり、ピシッとスーツを着こなした人と、スーツをだらしなく着崩して髪の毛もボサッとした人のイラストを並べ、「好感を持てるのはどの人ですか？」などと問いかけることがあります。

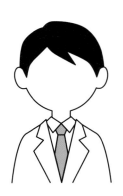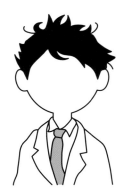

　こうしたイラストなどを使うと、魅力バイアスの効果が体感できます。魅力バイアスとは、外見が魅力的な人ほど周囲から優秀な人物と見なされる、認知の偏り（バイアス）です。一口に言えば、「見た目の力」です。『人は見た目が9割』（新潮社）という本が話題になったこともあるように、人間関係において第一印象はとても大事なことなのです。新人と初めて出会う場では——特に新人は緊張もしているので——よい第一印象を与えることを、まず

念頭におきましょう。

　会話やコミュニケーションでどのような要素が重要かを研究した、メラビアンの法則というものがあります（図2-1）。円グラフを見ると、見た目が55％、話し方が38％、話の内容が7％となっています（見た目の55％、話し方の38％を合算した93％が、先述の書籍のタイトルの由来です）。要するに、会話という言語情報よりも、視覚情報、聴覚情報によるメッセージのほうが、コミュニケーションにおいてはより力をもっているのです。

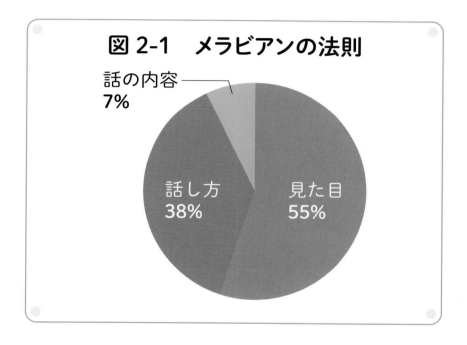

ところで、こうした印象は出会って何秒で決まるものかご存じでしょうか？諸説ありますが、3〜5秒で決定されると言われています。一瞬のうちに印象は決まってしまうのです。この一瞬——最初の出会い——は、まさに一期一会です。指導する、教えるという関係性においては、その場・その時を大切にする意識がとても大切です。気が抜けなくて大変と感じるかもしれませんが、考えてみてください。読者のみなさんが病棟で患者さんと最初に出会う

際には、その瞬間を大切にしているはずです。新人との出会いも同じこと。ぜひ、最初の出会いを大切にしてください。

　患者さんは、最初にアナムネをとってくれた看護師のことはよく覚えていると言います。同様に、新人からするとみなさんは、長く──一生かもしれません──記憶に残る指導者・先輩になるわけです。出会いの大切さを理解いただけたでしょうか？

　さきほどのメラビアンの法則は、新人の指導にも活用できます。新人は知識も経験もほとんどありませんから不安な気持ちで業務にあたり、患者さんに接します。そうした際に視覚情報、聴覚情報がもつ力を教え、「新人が仕事ができないのは当たり前。だから、自信がなくても見た目はきちんとしなさい。そうすれば患者さんに受け入れてもらえるから」などと伝えると、気持ちのよりどころができ、不安の解消にもつながります。ぜひ、指導にあたる人には、このメラビアンの法則の活用法を知っておいてほしいと思います。

2）対人関係の壁

　対人関係には、ここをクリアできないと次の段階にいけないという壁が4つあるとされています。すなわち、対人関係の4つの壁です。

▶ 第1の壁：外見

　先に説明したとおり「外見」です。表情や髪型、服装などです。目立つネックレスが胸元から覗いている、ピアスを何個も開けている──職場の服装規定に抵触していなかったとしても、特に病院という場では悪目立ちしてしまいがちです。関係づくりを阻害する要因ともなりますので、教える立場であれば、きちんとした外見を心がけましょう。

　指導する立場にある人は、自分がロールモデル（行動や考え方の規範となる人物）であることを意識してほしいと思います。こうなってほしいという姿を、態度でしっかりと見せていく必要があります。

　また、現在は、コロナ禍でマスクをつけることが当たり前になってしまったため、表情を読み取りにくくなっていることには注意が必要です。自分は笑顔のつもりでも、相手にはそれが伝わっていないということも生じます。

自分では相手がリラックスできるよう話したつもりでも、ノンバーバルな要素が伝わりにくいため、感情がちゃんと伝わっているか、以前よりも観察力が必要になっていると思います。

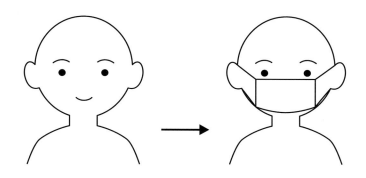

▷▷ **第2の壁：態度**

　態度については、人はそれぞれ大なり小なり自覚していない癖があるものです。立ち姿、座っている姿勢など、たまに意識して自己点検してみるとよいでしょう。なぜ態度を点検しなければならないかというと、たとえば腕組みは、相手にとって攻撃のサインと受け取られることがあります。「なにを言われるのだろう…」と相手は構えてしまいます。また、面接などは座って行いますが、座ったときの足組も、文化によって受け取られ方は異なりますが、日本においてはあまりよい態度とはされません。ラフな印象がありますから、ぞんざいに扱われていると感じる人もいるでしょう。指導においては、相手を大切な存在として扱っているということを伝えることが大切です。

　腕組み、足組といった態度が与える印象を自覚し、折に触れて自己点検してみるとよいでしょう。

　逆に、新人の腕組みから、うかがえることもあります。「心を開きたくない」「不安…」というサインと捉えることができます。特に、自分自身を抱え込むように腕を組んでいるときは不安な気持ちが強いと推察されるので、気持ちがやわらぐまでたわいのない話をしたり、面談の場であれば、1回で終了とせずに新たな機会を設定したほうがよいでしょう。

▶ 第3の壁：話し方

　話し方で考えるべき要素は、声の大きさや言葉づかいです。新人に対する愚痴でよく聞くのが、「職場でも学生みたいな友達言葉で…」というものです。こうした場合によくあるのが、実は指導者側が子ども扱いしていたり、職場での言葉使い自体が乱れているということです。新人たちは、職場の先輩たちの言葉使いを見習うものです。新人に問題があるようでしたら、まずは自分たちの言葉使いを点検することも大切です。職場で、「Aちゃん」などと呼ぶ場面を見かけますが、仕事中はAさんという呼び方が望ましいでしょう。ちゃん付けはオフならば問題ないでしょうが、オンオフの切り分けをした方がカッコいいという価値観を伝えましょう。

　人間のパフォーマンスは山型と言われています。緊張しすぎても緩みすぎても、十全に能力を発揮できません。ほどよい緊張感が最もパフォーマンスを高めてくれます。そうした雰囲気のなかで働くことを大事にしてほしいと思います。

声の大きさ

　大きな声で教えられたり指導されると、威圧されていると感じる新人もいます。なにかを伝えるときには、ぜひ声のトーンにも留意してください。話し方で、最近気になるのが「方言」です。

　今は交通網が発達しているため、地方から都市部の病院に入職することも珍しくありません。奨学金の兼ね合いで、九州から東京の病院で働くといったケースもあります。さまざまな地方出身の看護師がいることによってなにが起こるかというと、方言の問題です。たとえば、「痛み」の表現ひとつ取っても、さまざまな呼び方が存在することになって、伝わらなかったりすることもあります。もし独特な表現があれば、事前に意味を共有しておくことが必要です。たとえば、東北では不快感や違和感をニヤニヤと表す地方があります。「あの患者さん、お腹がニヤニヤするそうです」と言われても「？」となってしまって、伝わりません。また、これはある人から聞いた実話ですが、清潔手袋を汚してしまったドクターに「さら持ってきて」と指示された看護師が、控え室にいって「無地がいいのか、絵皿がいいのか」と悩んだということがあったそうです。「さら」とは関西圏の方言で新しいという意味ですの

で、新しい手袋をもってきてという依頼だったのですが、方言によってこの
ような混乱が生じることもあるのです。

　また、同じ言葉でも地方によってニュアンスが異なることもあります。関
西と関東ではバカとアホのニュアンスはだいぶ違います。関東では、バカと
いう言葉は普段の会話にもよく登場し、軽い印象の言葉ですが、アホはちょ
っと重い印象です。関西ではこれが逆転し、「アホちゃうか」などの言葉はよ
く聞かれますが、こちらは親愛の意味も含んでいるのに対し、バカはもっと
強い意味で使われます。

　声の大きさ、方言、ニュアンス、こうしたことも対人関係に影響を与える
ことを、ぜひ伝えて欲しいと思います。

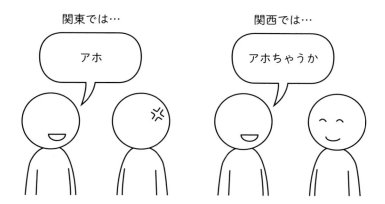

関東では…　アホ

関西では…　アホちゃうか

▶▶ 第4の壁：話の内容

　正確には内容よりも構成という言葉がふさわしいかもしれませんが、話を
「ダメ出し」から始めてしまうと、相手はしんどくなってしまいます。p46で
解説した、ネガティブな内容を伝えるときに活用したいサンドイッチ話法
（PNP）を意識してください。

　またレクチャーをする際などにぜひ活用したい「相手の興味関心を惹かせ
るための話の導入」というものもあります。こちらの詳細は、p113を参照し
てください。

　ここまで対人関係の壁について説明してきましたが、注意しているつもり

でも、自分のことにはなかなか気がつかないものです。第三者にチェックしてもらうのが確実ですが、見逃しがちなポイントをリストにしましたので自己点検などに活用してください（表2-1）。

表2-1 よい印象を持ってもらうためのチェックリスト

		項目	チェック
外見	髪型	清潔感はあるか	
		寝癖はついていないか	
		顔にかかって表情が見えにくくなっていないか	
	髪色	明るすぎないか	
		職場で浮いていないか	
	アクセサリー	目立ちすぎていないか	
	表情	笑顔で接しているか	
態度	腕組み、足組	無意識のうちにしていないか	
	目線	話すときに目線を合わせているか	
	身体の向き	相手に向いているか	
話し方	声の大きさ・トーン	威圧的になっていないか	
	ちゃんづけ	さんづけで呼んでいるか	
	方言など	相手にわからない表現をしていないか	
話の内容		ダメ出しが多くないか	

3）出会いのコツ

　ここまで見た目がもつメッセージ力や、対人関係の注意点を説明してきました。身だしなみや話し方などさまざまな要素があるわけですが、出会いで一番大切なのは「笑顔」につきると思います。始めての出会いは、全力の笑

顔でいきたいものです。ちなみに私が行う研修では、参加者同士で顔を見合わせて笑顔の練習をしてもらうことがよくあります。

4) どう関わるか

　新入職者と出会う4月、まず当面の目標にしてほしいのが「職場環境に慣れる」ということです。新卒であれば、学生から社会人の生活スタイルへと変化する大事な移行期です。移行がうまくいかないとリアリティショックにもつながりかねないので、あまり高いことは望まず（ここは大切です）、まずは環境に慣れてもらうことを大事に関わっていただきたいと思います。

　同時に、新人の居場所を作ることを意識してください。これは、物理的な場所ではなく心の居場所で、要するに安心して過ごせる場所です。朝起きたときに、「あ〜出勤したくないなぁ…」と感じるような職場ではよくありません。「よし！　今日も頑張ろう！」と思ってもらえるような場所を作ることが大切です。

　そのためには、職場が「安全基地」となっている必要があります。安全基地とは、心地よい安定が得られ、保護が保証された環境を指します。もともとは子供を対象とした心理学の概念でしたが、現在では、成人にも適用されます。端的に言えば、心理的安全性を担保できるようにすることです。心理的安全性とは、他者の反応におびえたり羞恥心を感じることなく支援を求めたりミスを認められる環境や雰囲気のことです。ヒエラルキーがあると心理的安全性は低くなり、不安によって学習と協働は妨げられます。心理的安全性はリーダーによってつくられるのものなのです[1]。

　心理的安全性には安全性を脅かす4つの不安があるとされます。この4つの不安を取り除けるよう関わることがポイントとなります[2]。

　4つの不安とは、「無知だと思われる不安」「無能だと思われる不安」「邪魔をしていると思われる不安」「ネガティブだと思われる不安」です。

▶▶ 無知だと思われる不安

　この不安があると、わからないことがあっても質問や相談ができなくなります。そのため、ミスが生じたり、対応が遅れたりすることがあります。

▶ 無能だと思われる不安

この不安があると、間違ったりミスがあっても隠すようになります。そのため、問題の発見が遅れ、大きなトラブルに発展することがあります。

▶ 邪魔をしていると思われる不安

この不安があると、会議や議論、指導の場などで、自発的な発言をしなくなります。新しいアイデアや議論がないため、状況が停滞してしまうことがあります。必要でも助けを求めず、不十分な仕事でも妥協してしまいます。

▶ ネガティブだと思われる不安

この不安があると否定的な意見が出せなくなります。そのため、重要なことであっても指摘できなくなり、自分の意見を隠しながら仕事をするようになります。

これらは新人だけでなく中途採用の人や異動した人もよく感じる不安です。「なぜこの病院（病棟）では、このやり方をしているのですか？」と尋ねて、来たばかりなのに生意気のような対応をされると、余計なことは言わずに黙っておこうとなってしまいます。指導にかかわる人は、自分自身が指導をしている人たちの安全基地になることを心がけてほしいと思います。

もう1つ、職場環境に慣れるということでは、「暗黙のルールを伝える」ことも効果的です。早めに伝えるほど、早く職場になじめます。暗黙のルールとは、教育学でいう、いわゆるヒドゥンカリキュラムです。ヒドゥンカリキュラムとは、公式のカリキュラムやマニュアルにはない。ある集団に特有の知識や行動、価値観のことです。病棟でよくある例を挙げると、先輩ナースが休憩室で座る場所が、テレビを見やすい位置などと決まっていたりします。新人はそんなことを知りませんから、座ってしまうこともあります。それで先輩がムッとして、午後からは機嫌が悪いといったことが起きたりします。事前に教えておけば、余計な軋轢を生まずにすみます。あるいはこんな例を聞いたこともあります。看護業界は新人から夏休みを取らせる施設が多いと思います。夏休みが終わり、いつもどおり出勤して業務を開始すると「挨拶

がない」と怒られてしまいます。その病院には、先に休みを取った新人は、休み明けに「夏休みを先に取らせていただきありがとうございました」と先輩に一言お礼を言わなければならないという暗黙のルールがあったそうです。

　意図的ではなくても、ルールを破ると好意的には見てもらえず、職場に慣れることの妨げになってしまうこともあります。そうしたことを防ぐためにも、事前に暗黙のルールを伝えておきましょう。

＊

　新人にとって、4月は心身ともにさまざまなストレスがかかる時期です。環境に慣れることが、さしあたっての目標となります。この時期、新人の指導にあたる方に持ってほしいのが、「朝ご飯を食べ、遅刻せずに出勤できれば、まずはOK」というスタンスです。高望みせず、相手を理解し、看護師としての生活スタイルに慣れることを支援しましょう。

■引用参考文献
1）エイミー・C・エドモンドソン. 恐れのない組織——「心理的安全性」が学習・イノベーション・成長をもたらす. 英治出版. 2021. 320.
2）石井遼介. 心理的安全性のつくりかた「心理的安全性」が困難を乗り越えるチームに変える. 日本能率協会マネジメントセンター. 2020. 336.

Lesson

3

指導者に求められる
心構えと関わり方

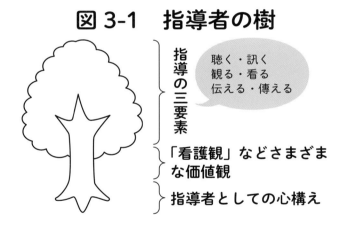

Lesson 3 指導者に求められる心構えと関わり方

1 指導者の樹

　指導者に求められることはさまざまあります。教える姿勢、スキル、人格、etc.…枚挙に暇がありませんが、大きく見れば、指導者に要求されることは図3-1のように樹木に見立てることができます。いわば、指導者の樹です。

図 3-1　指導者の樹

指導の三要素
> 聴く・訊く
> 観る・看る
> 伝える・傳える

「看護観」などさまざまな価値観

指導者としての心構え

　一番大事な、これがないと枯れてしまうのが根っこであり、根っこに該当するのがマインド、すなわち指導者としての心構えです。心構えの具体については後述します。

　指導にはマインドだけでなくスキルも必要です。教えるための How to は、樹木の枝葉に該当します。スキルは大きく三要素に分けられ、レッスン1で紹介した「聴く・訊く」「観る・看る」「伝える・傳える」が指導の三要素と言えます。枝葉である How to ばかりが育って根っこであるマインドがやせ細っていては、バランスが取れず、倒れかねません。まずは、しっかりとし

た根を生やすことを心がけましょう。

そして、根っこと枝葉をつなぐ幹の部分は、価値観が該当します。価値観はさまざまなものがありますが、代表格が看護観です。教え・指導することが務めですから、指導観も大切です。根から吸収された水分・栄養は幹を通って葉を繁らせ、やがて指導という花実となって新人や学習者に提供されます。つまり、指導には指導者であるみなさんの価値観というフィルターをいったんとおるわけです。自身の価値観が影響をおよぼすわけですから、自分自身も成長を続ける必要があるのです。

2 スキルとマインドの2つが必要

指導者の樹の喩えで登場したように、新人を指導・教育するにはスキルは必須です。ただし、スキルさえあれば、学習者を適切に導けるわけではありません。「人は心で動く」[1] と言われるように、新人・学習者を育成するには、心を動かす必要があります。それには、小手先のスキルだけでは限界があります。スキルだけでなく、根っこである指導者のマインドを整える必要があるのです。スキルとマインドの重要性はレッスン1でも解説したところです。

次項では、指導者に必要なマインドを、「指導者に求められる7つの心構え」として分解して解説していきます。7つの心構えには、コーチングの要素が色濃く反映されています。みなさんは、コーチングという言葉を聞いたことがあると思いますが、端的に言えば、対話によって学習者の自己実現や学習目標の達成を目指すコミュニケーションスキルです。諸説ありますが、コーチングの語源は、馬車を意味する Coach であり、人を現在地から、その人が望むところまで送り届けるという意味があります。

みなさんが教え、導いていく新人・学習者は、可能性に満ちた存在です。彼、彼女たちの可能性を引き出し、目標地点までたどり着けるようにすることが、みなさんには求められているのです。その役割を全うするにはどのような心構えが必要とされるのか、みていきましょう。

3 ｜ 7つの心構え

1）心構え①　人は必ず伸びる

　どんな人でも必ず伸びます。ただし、歩みには個人差があります。

　まず、指導者が心得ておきたいことは、私たちの内面がすべて表情や言葉、行動に反映されるという点です。患者が看護師の一挙一動をつぶさに観察し、自分に関心・興味が向いているか否かを確認するように、学習者は無意識に私たちが抱いている感情を確認します。そして、伸びると信じて関わっていることをキャッチすると心を開き、期待に応えようと成長し始めるのです。指導者の学習者への思いや期待が、学習成果に影響を及ぼします。これはピグマリオン効果と呼ばれます。また、人間には、見たいようにしか見ないという特性もあります。さらに、問題解決型志向の看護職は、最初に学習者の欠点を見つけて「○○な人」というラベリングをします。すると、その人は何をやっても○○な人になっていくのです。これはラベリング理論と呼ばれるものです。

　このように、指導者がどのように新人・学習者を捉えるかが成長に大きな影響を及ぼします。指導者自らが学習者の可能性を封じないようにしましょう。そして、「人間は一生成長していく」という言葉が示すように、成人に達してからも成長は続きます。それは、身体的な成長ではなく、内面的な成長です。これは、私たちもまた成長をし続ける存在であるということです。私には無理、できない、と自分の成長に蓋をして押さえつけないようにしましょう。私たちもまた、成長していく、必ず伸びる人財なのです。

2）心構え②　教育の完結は自分が変わること

　教育の完結は、どこにあるのでしょうか。完結となると、最終的な結果や到達地点をイメージしがちです。すると、変わるのは相手である新人・学習者であるように思えます。しかし、本当にそうでしょうか。患者教育や患者指導の場面を思い出してみましょう。私たちはマニュアル的な関わり方はしません。患者の個別性を捉えて関わります。ある患者にはパンフレットを用いて説明を行い、また別の患者にはパンフレットは使用せずに、導入の話し

だけで終わりにすることもあります。人をみながら、あの手この手で看護師自身がアプローチの仕方を変えるから、患者の行動変容へとつなぐことができるのです。教育も同様です。学習者の個別性を踏まえて私たちがさまざまに方法を変える、それが教育のはじまりであり、完結につながっていくのです。

3）心構え③　教育の中心は学習者

　なぜ、指導者側がやり方を変える必要があるのでしょうか。それは、あくまでも教育の中心は新人であり学習者だからです。

　医療にたとえればわかりやすいかもしれません。医療の中心は患者です。患者によい変化がみられないとき、私たちは看護ケアを見直します。教育も同じです。学習者に変化が見られないのであれば、指導や教育など関わり方を見直すのです。それは、教育の中心は、あくまでも学習者だからです。独りよがりの研修、前年度や前回の内容を踏襲しただけの研修はないでしょうか？　時代とともに学習者も変化をしています。学習者の様相に沿った研修が実施できるようにしましょう。

4）心構え④　学習者は可能性を持った存在

　私たち指導者の目の前にいる学習者は、それぞれが可能性を秘めた存在です。その可能性を画に描いた餅にせず、具現化していくことが指導者の役割です。

　具現化するためには、心理的安全性を確保し、学習の話に耳を傾け、よく観察することが求められます。その上で、次の「心構え⑤」に登場する意欲と能力を引き出していきましょう。

5) 心構え⑤　指導者の重要な仕事は学習者の意欲と能力を引き出すこと

　欲求の源には、好奇心、探求心があるといわれています。もっと知りたい、もっとやりたいという新人や学習者の意欲を育てることが指導者の役割です。指示や答えを与えるだけでは、新人は育ちません。その人自身が考え、意思決定をする機会を提供することが指導側には求められます。ただし、自分で考えなさい・決定しなさいでは、追い込んでしまうこともあります。安全基地のなかで、じっくりと考えられる環境を整えることも意識する必要があります。

　能力を引き出すとは、心構え④学習者は可能性を持った存在にも関連しています。可能性を信じるだけでは、結局、何も変わらないままかもしれません。可能性を具体化するためには、強みを見つけて関わることがポイントです。できていないところばかりが目についてしまう場合もありますが、そんなときには、リフレーミングに挑戦してみましょう。枠組みを変え、多角的に新人や学習者を捉えることができ、新たな一面を発見できるはずです。

Column　リフレーミング

　リフレーミングとは、これまである視点・ある枠組み（フレーム）で捉えていた事象を、違う視点で見る・異なる枠組みで捉え直すことをいいます。枠組みを変えて捉えることで、ポジティブな解釈が可能になります。もともとは心理学で提唱された概念ですが、近年は人材育成やマネジメントの分野でもよく知られるようになっています。リフレーミングは、日頃から訓練することで、物事をポジティブに捉え直すことができるようになります。失敗を、たとえば成功へのチャンスと考えるなど、日常のなかで訓練してみましょう。

---

6) 心構え⑥　指導者の立ち位置はマラソンの伴走者

　近年、社会人経験を経てから入職するスタッフも珍しくなくなってきました。自分より年上の新人看護師を指導する場面もあることでしょう。年上だ

けど新人という少々複雑な関係の場合、関わり方に悩む人も少なくないでしょう。しかし、年齢のことはあまり気にせず、先輩・指導者として自信を持って関わりましょう。自信とは、決して威張るという意味ではありません。新人や学習者よりも経験を積んでいる点に自負をもってほしいのです。つまり、一人前になるにはどのあたりが大変で、どんなときに休むと楽になるのか、新人よりも少し先をゆく私たちが経験してきたことを伝えるだけでよいのです。

　指導者だからといって、すべてを知っていなければならないということはありません（そもそも不可能です）。もし、知らない事柄に直面したら、「私もわからないから一緒に調べましょう」と言える勇気があれば問題はないのです。ともに歩む、ともに学ぶ、ともに育つ、という共育のスタンスで伴走者として、新人・学習者に寄り添いながら関わりましょう。

7）心構え⑦　自らが安全基地となり信じて待つこと

　安全基地についてはレッスン2でも解説しました。これは、発達心理学者であるメアリー・エインスワースが提唱した概念です。赤ちゃんは、母親を安全基地として捉え、少し離れては不安になり母親のもとへ戻ります。落ち着いたら今度はさらに遠くまで進んでいきます。これを繰り返しながら行動範囲を広げていきます。

　安全基地は赤ちゃんだけが持つものではありません。人間は、安全基地を獲得したときはじめて外へ好奇心が向かうといわれています。みなさんも経験があるはずです。病棟を異動したとき、あるいは転職したときなど、アウェイ感に陥ると自身のパフォーマンスが低下することを体感したはずです。

　指導・教育に関わるみなさんの場合は、新人や学習者にとっての安全基地という視点を持つ必要があります。病棟に、あるいは研修において、新人の安全基地はあるでしょうか。間違えてもよいという安全基地を感じられないと、学習者は主体的になれないものです。

　そしてもう1つ、信じて待つという関わりを心がけましょう。せっかく学習者がやる気になっても、指導者が介入しすぎるとじっくりと物事に取り組むことができません。それどころか、モチベーションの低下にもつながって

しまいます。任せたのであれば、その人の可能性を信じて温かく見守りましょう。「信じて待つ」という行為は、指導者自身が試されている時間でもあります。

7つの心構え穴埋めテスト

この7つの心構えは、指導者には欠かせない姿勢です。しっかりと頭に刻まれているか、下の穴埋めテストでたまに再確認してみましょう。

人は必ず◯◯◯

教育の完結は◯◯が変わること

教育の中心は◯◯◯

学習者は◯◯◯を持った存在

我々の重要な仕事は学習者の◯◯と◯◯を引き出すこと

我々の立ち位置は◯◯◯

自らが◯◯◯◯となり、信じて待つこと

4 世代の特徴を知ろう

　看護師が適切なケアを提供するためには何が必要でしょうか？　さまざまな事柄が挙げられますが、対象である患者への理解は大切なことの1つとして必ず出てくるでしょう。対象理解は、指導にも通じることです。対象である新人や学習者にはどのような特徴があるのか。これを踏まえることが適切な教育につながります。

　ビジネスの世界ではマーケティングという概念があります。一般でもよく使われる言葉となっていますが、端的に言えば、顧客のニーズを把握し、より多く商品を売ること・より売れる商品を作ることです。これは教育にも有用な概念です。私たち指導者の顧客は学習者です。よりよく教え・導くためにも学習者に対するマーケティングは有用です。

　とはいえ、いきなりマーケティングを行えと言われてもなにから手をつければいいかわからないのが当たり前です。手軽に活用できるのが、マーケテ

ィングの世界で使われる年代別の特徴です。研修にあまり手応えを感じられないときは、受講者（学習者）の時代背景を考えるとうまくいくきっかけがつかめるかもしれません（表3-1）。

1) ベビーブーム世代（1946〜1964 生）

　2022 年の今年、76 歳から 58 歳になる方が該当します。学生運動が最も盛んな時期を学生として過ごし、高度経済成長期に成人となり、就職間もない 20 代から働き盛りの 40 歳前後にバブル時代を迎え、羽振りがよかった黄金期を経験しています。名称の通り、世代人口が多いのも大きな特徴です。とくに、1947 年から 1949 年は年間の出生者数が毎年 250 万人を超えており、この世代のことを"団塊の世代"と呼びます。ちなみに、2019 年の出生数は 86.4 万人 でしたので、今よりも約 3 倍多く生まれていたことになります。

　昨今はとりわけ、医療費や介護の問題として話題になる世代でもありますが、人口の多さから国の世策にも大きな影響力を持つのがこの世代の特徴です。

2) X 世代（1965〜1980 生）

　2022 年の今年、57 歳から 42 歳になる方が該当します。日本ではこの世代を"しらけ世代"や"団塊世代ジュニア"とも呼びます。ちょうどバブル期とバブルが弾けた時代を経験しているのが X 世代の特徴です。この世代は、校内暴力が全盛期だった時代を学生として過ごし、受験戦争という偏差値による競争社会を生き抜いてきた世代でもあります。つまり、学生時代から何かとつねに戦ってきた、あるいは競争させられてきた世代なのです。アニメは、巨人の星やあしたのジョー、タイガーマスクなどスポ根ものが多く、エースをねらえやアタック No1 などの少女漫画でも、つねにライバルとの競争が描かれていました。

　学生数も多く、集団の和を重んじる日本人の特性もあいまって、精神論が主流だったこの時代は、教師が竹刀を握り容赦なく学生を叩きのめし精神を鍛え直して更生させるという、スパルタ教育の考え方がまかり通っていました。当時は指導とされてきた関わり方も、時代が変わればハラスメントと呼

ばれるのです。特に 2020 年の 6 月からは、パワハラ防止法も施行されています。日頃の振る舞いを、お互いに確認しておきましょう。

　こういった時代背景もあり、院内教育においてもスパルタ教育は蔓延し、無視される、叩かれる、蹴られる、施設によっては○○器が飛んでくるという話もありました。現代のように「教え方」に関する研修や書籍も少ない時代のため、伝統芸能や職人の徒弟制の教え方に近いものがありました。懇切丁寧に教えてくれる指導者についたらラッキーで、師匠の背中を見て覚えるという時代だったのです。かつ、評価もあいまいで「だめ」「よし」という抽象的な言葉でしか表現されず、なにがだめなのか、なにがよしなのかは学習者自身が考え補っていくというスタイルでした。この当時には、すでに技術に関するチェックリストもありましたが、学習者と指導者の間でズレが生じる点は、現代も同じではないでしょうか。

　このような理不尽とも思える指導を乗り越えてこられた理由は、一体何だったのでしょうか。一見厳しいと感じられる指導の裏には、指導者や先輩からの期待を感じ取れる瞬間があったり、オフになると意外な一面を見せる仕事中は厳しい先輩の人間臭さを感じたり、さり気なくサポートしてくれる同僚や何でも話し合える仲間の存在があったからではないか、振り返るとそう思います。

3）Y 世代（1980〜1995 生）

　2022 年の今年、42 歳から 27 歳になる方が該当します。2000 年代に成人や社会人となるこの世代は、千年紀を意味する英語からミレニアル世代とも呼ばれています。日本においては、詰込み型の教育からゆとり教育へと移行された時期に学生だったこともあり、ゆとり世代と呼びます。

　この世代の特徴は、バブル世代とは違いモノへの執着や物欲もあまりみられないことです。ルームシェアやカーシェアリングというサービスが成り立つのも納得ですね。また、仕事にも執着がないことから終身雇用という概念はなく、転職に対するハードルも低いのが特徴です。プライベートを重視するため、がむしゃらに働くという姿に美徳は感じません。むしろ、マニュアルにもとづいて言われたことだけを、必要最低限で行うという思考の方が強

い傾向があります。

　学校教育に目をむけると、集団教育から個性を大切にする教育へと切り替わっていった世代でもあり、皆と一緒にというよりは個の時間を大切にする傾向があり、ワークライフバランスへの意識が高いのもその特徴です。なので、飲みに誘っても断られることもありますが、そこは時代の影響が色濃く出ているのだと理解しましょう。

　少しずつ IT や SNS が普及してきたのも、この世代の特徴です。SNS を活用するため交際範囲も広がりを見せていきます。その一方で、徐々に関係性は希薄になってきていることも覚えておきましょう。

4）Z世代（1995 生〜）

　2022 年の今年、27 歳になる方とそれ以降の生まれの方が該当します。団塊ジュニアの子どもたちの世代です。

　生まれたときには、すでにガラケーが存在していたのがこの世代です。IT が普及した時代に育ち、パソコンよりもスマートフォンを使いこなすのが特徴です。最近では、スマホでレポートを仕上げ、SNS を通じて提出してきたという事例も耳にするようになりました。

　SNS の普及に伴い、友達の作り方やコミュニケーションの取り方も他の世代とは異なります。対面では控えめな学習者も、SNS を介すると多弁だったりもします。そして、とにかく交友関係が広いのが Z 世代の特徴です。SNS を通じて多種多様な人々と触れ合っていること、少しずつジェンダー教育も普及していることも影響してか、他の世代よりも多様性を受け入れる許容があるのが特徴です。アンケート用紙の作成をお願いすると、「男」、「女」、だけでなく当たり前に「その他」や「無回答」を入れることができます。また、親子関係や教師 - 学生関係においては、年々近しくなる傾向があり、姉妹や友達という感覚になってきているのもこの世代の特徴です。

　学校教育においては、少子化を背景に 1 クラス当たりの学生数が減少し、一人ひとりに目が行き届くようになりました。かつ、競争ではなく個性を生かす教育が重視され、発達段階や習熟度に応じた弾力的な学習集団の編成がされるようになります。また、学習者中心主義や参加型教育の考え方も広が

り、ディベートやグループワーク、問題解決型学習（Problem-based Learning）やチーム基盤型学習（Team-Based Learning）、プレゼンテーションなど、さまざまな教育手法を経験していることも特徴の1つです。

　このように、少子化や個性を重んじる学校教育の変化もあり、家庭でも学校でもつねに承認されながら育ってきたのがZ世代なのです。自然と自尊心が高くなり、目標が大きくなってしまうのも納得できますね。もう1つ、Z世代は安定を求める世代ともいわれています。それは、災害が多かった平成という時代を生き、リーマンショックなどにより突然リストラされてしまう

表 3-1　世代の特徴

ベビーブーム世代（1946〜1964生）	Y世代（1981〜1994生）
・学生運動 ・高度経済成長期に成人を迎える ・40歳前後でバブルを経験 ・団塊の世代（1947〜1949年） ・人口の多さから国の世策に影響力大	・ミレニアル世代（2000年代に成人、社会人） ・ゆとり教育、脱ゆとり教育 ・モノに対する執着がない ・仕事にも執着はない（転職のハードルが低い） ・プライベート重視 ・がむしゃらはダサい ・皆と一緒よりは、個の時間を大切にする
X世代（1965〜1980生）	Z世代（1995生〜）
・団塊ジュニア ・バブル期＋バブルが弾けた期を体験 ・スポ根アニメで育つ ・受験戦争時代 ・スパルタ教育 ・師匠の背中を見て学ぶ学習スタイル ・何がOKでNGかは、学習者が読み取る ・厳しい指導を耐え抜いた世代	・団塊ジュニアの子ども世代 ・IT普及、パソコンよりもスマホを使いこなす ・少子化社会、つねに承認を受けて育った ・素直さ、従順さ、受け身 ・他の世代よりも多様性を受け入れられる ・友達親子 ・個性重視の教育 ・さまざまな教育手法を経験している

親たちの姿を見て育っているため、頑張っても報われないのだということを生活体験のなかで自然と学習しているためです。よって、この世代にはつねに安全基地を担保しながら関わることがコツとなります。

5）Z世代が求めるもの

もう少し説明しますと、Z世代が求めるものは「安定と承認」と言えるかもしれません。そのためかかわる際には、承認を意識するといいでしょう。具体的には、以下のような事柄となります。

> 感謝する　目を見て話す　お礼を言う　変化に気づいて伝える　挨拶をする　過去の話を覚えている　名前で呼ぶ　その人の家族を気遣う　仕事を任せる　相談をする　役割を与える　人に紹介する

安定については、p69でも解説した心理的安全性という概念が重要です。安全基地という考え方（p79）とともに、しっかりと押さえておきましょう。

5 ｜ 辞めたくなる気持ち

1）リアリティショック

指導者の心構え、各世代の特徴を解説したところで、新人の辞めたくなる気持ちに焦点を当ててみましょう。

少し古い調査ですが、2004年に日本看護協会が公表した新卒看護職員の早期離職等実態調査報告書によれば、入職3カ月目をピークに、6カ月目ぐらいまでは辞めたい気持ちが高いようです。また、辞めたいという新人は希望以外の部署に配属された人のほうが高いという結果が示されています。この期間は、要注意で対応をしていきましょう。

辞めたいという気持ち、また実際の離職の背景にある大きな要因が、リアリティショックです。リアリティショックとは、一言で表せば、理想と現実のギャップによる衝撃です。さまざまな場面、出来事にギャップを感じると、リアリティショックに陥ります。この背景には人間関係があります。そして、

この人間関係は、心理的安全性（p69）がないと、さらにショックは重症化します。加えて、まだ20歳前後ですから、精神的な未熟さ・弱さも抱えています。

　精神的に弱い人がリアリティショックに陥ると、「負の感情」が強くなります。すると、「インシデント」が増えます。やがて「遅刻」をしたり、「休む」ようになったりします。やがて「病休」、そして「退職」へと進む、負のスパイラルにはまります。

　これを避けるためには、まずは、「ギャップを取り除いていく」ことです。ギャップは「未経験」が原因ですから、シミュレーションで体験を増やしていくことがポイントとなります。並行して、安全・安心基地である心理的安全性も重要です。人間関係を大事にしながら関わっていきましょう。

2) リアリティショックへの対処

　リアリティショックに対処で最も大切なのが、職場適応です。この際には、良好な人間関係を築くことを意識して関わっていきます。主な対処法をまとめたのが表3-2です。

表3-2　リアリティショックへの対処

職場適応を促すために必要なこと
・良好な人間関係
・居場所があると感じられること
・親身に相談に乗ってくれる先輩看護師の存在
・新人バッヂなどを活用した支援が得られやすい環境づくり
・チームの一員であるという実感
・コミュニケーションのトレーニング

文献2〜6を元に筆者作成

　表中の最後に挙げたコミュニケーションのトレーニングについて補足します。「リアリティショックを受けやすい人は、アサーションが苦手」ということも研究でわかっています[6]。

　アサーションとは、自分の意見を上手に伝える技です（p17）。このアサーションの苦手さを補うために、指導者から声をかけてください。「新人から言うのが当たり前」という「べき論」（p17）に縛られると、なかなかできない関わりです。私たちが意識して声をかけてあげることが大事です。

　また、「起こりうることの予測」が共有できていると、なおよしです。いわゆるハプニングの予測共有です。「今日、患者さんを受け持つときには、どんなハプニングが起こりそうか」を毎日の打ち合わせで共有できると、何かが起きても、ショックを低くすることができます。この朝の打ち合わせは重要なポイントですので、p153の解説を参照してください。

6　魅力的な資料作成のコツ

1）研修に必要な資料と作成のコツ

　ここまで指導者に求められることを中心に解説してきましたが、少し趣を変え、指導者に求められることのなかでも、意外と見落とされがちな「資料作成のコツ」を紹介したいと思います。

　以前に勤務していた病院では、集合研修は4〜5月に行われていました。クリニカルコーチが午前中にレクチャーし、午後に演習という形で実施されます。

　集合研修で準備する資料は以下のようなものです。

・企画書（研修目標、対象者、研修名、開催日時、タイムスケジュール、参加人数、ファシリテーター（協力者）の人数、必要物品などを記す）※病院に提出する資料
・講義用資料
・配布用資料（講義用資料を編集）
・チェックリスト（主に、技術研修などで受講者（学習者）が、当該技術についてどの程度できているかを確認するためのものとして使用。採血であれば、「手順書に目を通した」「必要物品を抜けなく準備できた」などの項目を含める）

・アンケート用紙（アンケートは、単なる満足度調査にならないよう注意。「やや不満」「不満」という回答があったとしても、理由がわからないと改善のしようがありません。前回の改善点がどれほど変わったか、わかりにくいところがなかったか、実践に活かせそうかなどがわかる問いとする必要があります。また、自由記載欄は、次回以降の研修を考えるのに役立つヒントが得られることがあるので、必ず設けておきましょう。また、たとえば満足度を1〜5で示してもらうような場合、あわせて、それはなぜかという理由欄を設けます。理由を考えることは、アクティブラーニングでいう内化や、振り返りの機会となるからです。ちなみに筆者は、「心に残ったキーワード（あるいはスライド）を、理由もあわせて教えてください」と聞くことにしています。これは以前の上司に教えられたことで、心に残ったことは行動変容につながるとされています）。

　資料のポイントは、まず、技術に関することであれば標準業務手順書との整合性が挙げられます。技術研修においては、手順書をベースに作成することが重要です。もう1つは、前年度の指導者がどのような事柄を次年度の課題としたかということです。ここに挙げられた課題を検討し、それを企画書や資料に反映します。最後に、研修の目標や内容、評価の一貫性を保つことが挙げられます。

　目標と評価は表裏一体ですから、目標が決まればおのずと評価方法も決まります（表3-3）。

表 3-3　資料を作成する際に押さえるべき 3 つのポイント

①標準業務手順書との整合性
②前年度からの改善
③一貫性（目標・内容・評価）

　具体的な講義資料を作る際のコツとしては、まず、キーワードとなる言葉を□や黒く塗ったりした、穴抜きの資料にすることがあります（いわゆる、もんたメソッドです）。穴抜きがない資料を最初に配布してしまうと、「後で読んでも大丈夫だな」と講義への意欲と集中力が下がって、参加した意味が薄くなってしまうこともあります。そのため、まず講義用の資料を作り、その後、キーワードとなる言葉を□に置き換えていきます。ちなみに穴埋めの量が多すぎると疲れてしまうため、その点には注意が必要です。目安としては、1つの穴埋めが3秒で書ける程度としています。1スライド中では、最大でも3カ所ぐらいにしておくとよいと思います。

　もう1つは、すべての資料を配付しないということです。資料は必要最低限の範囲で配ります。この理由も前述のように、資料があると安心してしまって講義への集中力が低下してしまうためです。また、必要最低限とすることで資料を準備する手間を減らすことができます。内容にもよりますが、思い切って、配布するのは研修内容の目次だけにしてしまうのもよいでしょう。

2）プレゼン上手な人はポインターを使わない

　TED（Technology Entertainment Design）のプレゼンテーション動画を見れば一目瞭然。ほとんどの講演者が使用していません。私も講師を務める機会が多いため、通常用、大会場用など、さまざまなレーザーポインターを購入して使用していましたが、すっかり使わなくなってしまいました。

　なぜ、ポインターを使用しないかというと、参加者の集中が切れてしまうからです。受講者は、自分が見たい（読みたい）ようにスライドを見るものです。例えば画像診断セミナーなどで、「ここのエリアです」「この境界線ですよ」など補足して解説をするのであれば必要でしょうが、そうした理由がない限り必要ないように思います。

　また、ポインターで示すとおりに目で追っていかなければならないようなスライドは、そもそもがビジー（ごてごてと詰め込みすぎ）になっているのです。説明しなければならない事項が多くビジーになってしまったスライドのなかに、受講者にしっかりと見てもらいたい事柄があるときは、赤字などにして目立たせ「ごちゃごちゃとしたスライドで申し訳ありませんが、赤字

の部分を読みながら私の話を聞いてください」などと解説すれば、ポインターを使う必要はありません。

3）参加型にすることを意識する

　指導者には教えたい・伝えたいことがたくさんありますので、どうしても多く話してしまいます。実は話す量には黄金比があり、7：3が適当と言われます。そしてこれは、7が受講者（学習者）です。ただし、受講者がそのテーマについての知識が少ない場合は比率が変わりますが、それでも6：4程度にすべきだと思います。研修は、一方的に伝えるのではなく、問いかけて一緒に考えていくものなのです。

　みなさんも経験があると思いますが、ただ聞いているだけの研修は面白くなく、また記憶にも残りません。そこで、「みなさんならば、このようなときはどうしますか？」といった問いを挟んでいくことで、研修は参加型へと変化していきます。このとき大切なのは「発問」です。重要なことですので、p29で紹介する発問のパターンを確認してください。

4）目的と負担のバランスを鑑みて資料を用意する

　ところで、最近は研修といえばスライドを見せながら講師が解説する形が一般的となっています。ここまでで述べたようにメリハリのついたデザインや動画などは視覚に訴えてきて効果的ですが、スライドは必ず必要かと言えば、そうではないと考えます。

　特に近年はコロナ禍もあって現場スタッフは疲弊しています。そのうえで研修講師などを振られたら、振られたほうはたまったものではありません。そのうえで、わかりやすいスライドを作ろうなどとすれば負担はさらに増してしまいます。無理をしてまでわかりやすいスライド資料を作るのではなく、たとえば写真を1枚用意して、「今日はこれをもとにみなさんと考えていきたいと思います」といった研修とすることも可能です。「あれをそろえなきゃ、これも準備しなくちゃ」ではなく、目的はなにかを考え、無理のない範囲でそれをどう達成するかを考えればいいのです。

■引用参考文献

1) スティーブン・マーフィ重松. スタンフォード式 最高のリーダーシップ. サンマーク出版. 2019.

2) 平賀愛美・布施淳子. 新卒看護師のリアリティショックに関する文献を用いた構成要因の分類. 北日本看護学会誌, 8（2）, 2006, 13-25.

3) 上條こずえ. 職場の新人看護師を取り巻く人間関係に関する組織上の課題についての文献研究, 長野県看護大学紀要, 20, 2018, 25-32.

4) 石山由紀子 ,・大岡裕子・川西節子ほか. 新卒看護者の早期離職防止に関する取り組み, 日本看護学会論文集, 看護管理, 37 号, 2007, 427-429.

5) 糸嶺一郎：新卒看護師のリアリティショックに関する研究の動向と課題 過去 20 年の文献から, 茨城県立医療大学紀要, 第 18 巻, 2013, 1-13.

6) 糸嶺一郎, 鈴木英子, 叶谷由佳, ほか：大学病院に勤務した新卒看護職者のリアリティ・ショックに関与する要因, 日本看護研究学会雑誌, 29（4）, 2006, 63-70.

7) 前掲 6

Lesson

4

効果的な振り返り

効果的な振り返り

1 効果的な振り返りの方法

1）大人の学び方（成人学習）

　子どもの学習と大人の学習は、教育方法に大きな違いがあります。新人とはいえ大人ですから、それにふさわしい学習方法を用いる必要があります。

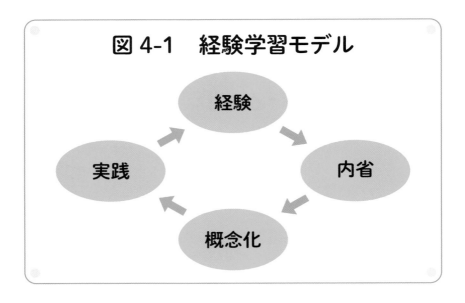

図 4-1　経験学習モデル

　成人学習を考える際に役立つのが、コルブの経験学習モデル（図 4-1）です。これは、経験を振り返ることで教訓を得るというプロセスをモデル化したものです。経験を振り返り（内省）、そこから教訓（概念化）を得ます。その教訓をもとに、新たな課題に取り組み、それを経験として再び振り返ります。このサイクルを循環させながら成長していくのです。

　ポイントとなるのが振り返り（内省）です。反省と捉える指導者が多いのですが、似て非なるものです。単なるダメ出しではなく、「何ができて、よりよくするためにどうするか」という未来指向型で振り返ります。もう一つ、内省は自分で行うこととの誤解があるようです。最終的には自分で振り返ることがゴールではありますが、初学者である新人は、なにをどう振り返ればいいのかがわかりません。そこを指導者が聴きながら導いていくことが大切なのです。その時に役立つのが氷山モデルです（p27）。目の前にいる新人は、できない人ではなく自分なりに考えて行動しています。「どう考えたのか」「その時はどんな気持ちだったのか」「目の前の患者さんにどうなってほしいと思ったのか」など、思考、感情、望み・ニーズを掘り下げながら聴いていきます。

　そして、新人においては経験も大切です。機会を待っているだけでは経験できないことも多いので、意図的に体験できる場を提供します。特に、コロナ禍で実習が不足していますから、積極的にそうした機会をつくるのも1つの方法です。

2）新人なりの思考過程を捉える

　振り返るといっても、当然ながら、他人の思考過程はわからないものです。経験を積んだ看護師の思考過程は、ある程度推測できますが、トレーニングされていない新人の思考過程は、まさにブラックボックスです。3名の新人がいて、出た結果が同じだとしても、その思考過程は各人各様です。どう考えたのかは聴いてみないとわかりませんが、注意したいのが、決めつけて聴くことです。「こう考えたんでしょう」「ここを確認しなかったんでしょう」という感じで、決めつけて振り返りをしてしまうと本質を捉えることができません。ここは、すべてを受け止める気持ちでしっかりと聴いていきます。いわば、真っ白いキャンバスに絵を描いていくような気持ちで向かい会っていきましょう。

3）振り返りのコツ

　さて、振り返りにはコツがあります。

学習者の体験世界に寄り添う
学習者の感情に焦点を当てる
2つの軸で捉える

　この3つです。学習者の体験世界に寄り添うとは、共感的に聴くということです。患者さんにはできているのに、なぜか指導対象の新人にはできない指導者は少なくありません（なぜ、対スタッフとなると厳しくなる看護師が多いのでしょうか？）。

　学習者の感情に焦点を当てる——感情は非常に重要です。心が揺れたときに学びが起こるとも言われるほど、感情は振り返りのポイントとなります。さまざまな振り返りのモデルがありますが、リフレクティブサイクル（p99で解説します）でも、感情の部分を大切にしましょうと言われており、その時にどんな気持ちだったのかを想起させ、共有します。たとえば、患者の足浴で、事前に手順を確認したのにスムーズにできなかったということを振り返るとき、どんな気持ちだったのかを聴き、「事前に確認したのに患者の前に立ったら緊張してしまった。溜息もつかれ、うまくできていないんだと余計に焦ってしまって水をこぼしてしまった」などの気持ちを捉えます。人間は感情で行動が変化します。しっかりと感情を捉えて振り返りを行いましょう。

　2つの軸とは、まず、具体と抽象です。具体的なことばかり話すようであれば、「あなたが言いたいことはこういうことね」とまとめるようにします。逆に、抽象的なことばかりであれば、具体的な内容を掘り下げます。もう1つの軸が、過去・現在・未来という時間軸です。新人の特徴は、今しか見えていないことです。だから適切な看護ができないわけです。この患者が、10分後、1時間後にどうなるかが見えたら、今、すべきことがわかってきます。あるいは、過去にどんな診断・治療を受けて今に至るのかがわかれば、今日、この患者にどう関わればよいかがわかりますが、それができないのです。視野が狭いのは新人の特徴なので、これは仕方がないことです。ですから、2軸で一緒に振り返ることで多角的に物事を見ることができます。

4) テンポをつける

▷▷ うなずきと相づち

水面下にあるものを捉えるためには、1つでも多くの情報を学習者から得るほか方法はありません。人間は見たいようにしか見ないという特性がありますので、意識して先入観を排除し、ゼロポジションで聴くようにしましょう。判断スイッチは一時オフにして、真っ白いキャンバスに学習者から得られる情報だけで絵を描く、そんなイメージです。相手に興味関心を寄せて、大きな耳、目、心で聴きましょう。その際に、黙ったまま傾聴していると学習者に対して威圧感を与えてしまうので、うなずきや相づちを活用しながら聴いていきます。具体的な方法はp24を参照してください。

▷▷ テンポよく聴く方法

テンポよく聴く方法もあります。それがプッシュ型とプル型の質問です。活用法はp23で紹介しましたので参照してください。ポイントは、いきなりプル型の質問で学習者にアプローチしないことです。アセスメントをするためには、材料となる情報が必要となります。その情報が捉えられているかを、プッシュ型の質問でアプローチをして押さえていきます。もしも不十分だと思えば、まずは情報収集の箇所に力を入れましょう。そのうえで、アセスメントへと誘っていくと、学習者の思考も整理されやすくなります。

▷▷ 塊をほぐす

学習者への質問の仕方は大切なポイントです。理解できたか、仕事にどう活かすかと質問すると、たいてい、「だいたい」「がんばる」「検討する」という抽象的な返答が戻ってきます。

こうした塊（抽象的な言葉）をほぐして、指導者と学習者の間のイメージのズレを解消することが大切です。塊のままだとズレが生じて、適切な介入がしにくくなるからです。患者の話を傾聴するイメージで関わると上手くいきます。

塊（抽象的な言葉）でよく出てくるのが以下のようなものです。

なんとなく　早めに　この辺　ちゃんと　多い　少ない　がんばります
かなり　検討する

　こうした言葉が返ってきたら、以下のような「塊をほぐす言葉」を使って、掘り下げていきます。

～というと？　詳しく聞いてもいいですか？　たとえばどんな感じ？
なにかエピソードはありますか？　何時頃ですか？　どの辺りか触って
いただけますか？　何回くらいですか？　どのようにされる予定ですか？

5）どのような場面だったか

　どのような場面で、「何をしていた？」「何を考えていた？」といったことを、自分だけでなく相手にも軸を置いて振り返ることで、新人や学習者が、相手の気持ちに寄り添うことができます（表4-1）。

表4-1　どのような場面だったか

そのとき相手は	そのときあなたは
何をしていた？	何をしていた？
何を考えていた？	何を考えていた？
どんな感情を持っていた？	どんな感情を持っていた？
何をしたかった？	何をしたかった？

文献1より引用

　相手の立場に立って物事を捉えやすくするのが、この方法のメリットです。自分中心になりがちな新人・学習者とともに振り返る際に役立つツールです。
　例えば、個室の患者さんの清拭に訪ねたところに、面会者が来たので「これから清拭を行いますので、席を外してもらえますか」と伝えて、清拭を行

ったところ患者さんからクレームがきたという実際の例がありました。目の前の業務にしか目が行かないタイプの新人でした。通常であれば、面会者がきたら「面会の方がいらっしゃっているんですね。よかったですね。では、後ほどお伺いします」など調整を行います。清拭は医療行為ではないので、後から行っても問題はありません。

　ただ、この新人はクレームに対して、自分は清拭を行わなければならなかったから面会者に遠慮をしてもらった。自分は悪くないという意見でした。上の表にしたがって一緒に振り返っていくことで、遠くから来た面会者だったからゆっくり話をしたかったかもしれない、ということに気がついてもらうことができました。

▷▷ **リフレクティブサイクル**

　リフレクティブサイクル[2]も、自分の経験を振り返って学びを得ようというフレームワークです（図4-2）。ポイントは、記述・描写をするという点です。事例検討を書く意味はここにもあるわけです。

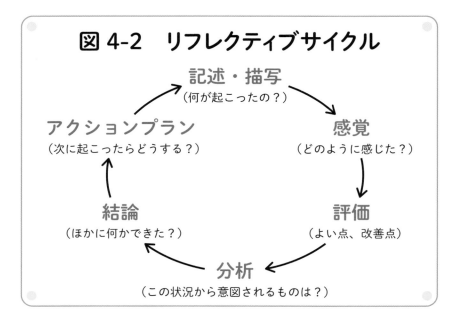

図 4-2　リフレクティブサイクル

記述・描写
（何が起こったの？）

感覚
（どのように感じた？）

評価
（よい点、改善点）

分析
（この状況から意図されるものは？）

結論
（ほかに何かできた？）

アクションプラン
（次に起こったらどうする？）

サイクルは図のとおりですが，アクションプランはリフレクティブサイクルの特徴であり、優れた点です。一般に、振り返りでは、ほかに何かできたことや状況から推測されるものはなにか、というところで終わります。リフレクティブサイクルでは、次に同じようなことが起こったらどうするかというプロセスがあるため、本人の頭のなかでシミュレーションが行われ、次回、同様の事柄に直面した際に対応がしやすくなります。

　さらに、アクションプランのところでは、いくつかのバリエーションを考えることができれば、さらに効果的です。たとえば、下部内視鏡の検査でドクターによる前処置の指示が浣腸となっており、それに従った新人が浣腸のみ行って、トイレ誘導をしなかったというケースがありました（実話です）。病室で浣腸をして、車椅子で内視鏡室に患者を誘導し、検査室についたころは、患者さんは便意を我慢するため顔面蒼白で脂汗をダラダラ流す状態でした。検査室の看護師が驚いて声かけしたところ、返ってきたのは「いつまで我慢すればいいんですか」という言葉でした。このときは浣腸をしたら、おおよそこのぐらいの時間が経ったらトイレ誘導をということを指導し、新人も理解したようでした。が、その後、座薬タイプの下剤を使うケースがあり、このときもトイレ誘導を行わずに同じようなことを繰り返すことになりました。このように、なかには応用が利かないタイプの新人もいるので、このときはこう、もしこっちだったらこうと、何パターンかプランを作っておくと応用する力を育てることができます。

▷▷ SEA 法

　SEA 法とは、Significant Event Analysis の略で、もともとはアメリカ空軍の心理プログラムです。表 4-2 にあるように 6 段階で物事が起こった原因を振り返り、改善策を策定する手法です。当事者本人が振り返り、言語化し、次からどう改善するかのプランを立てるというものです。リフレクティブサイクルに比べてシンプルなため、個人的には SEA 法を使って振り返りをしてもらうことが多いです。指導者自身が自分を振り返る際にも使えます。

　新人の指導は、すべてがうまくいっていないのではなく、ある一部分がうまくいっていないということが多いでしょう。うまくいった部分にも目を向

表 4-2　SEA 法

第 1 段階	事象の記載
第 2 段階	そのときの感情
第 3 段階	うまくいったこと
第 4 段階	うまくいかなかったこと
第 5 段階	こうすればよかったと思うこと
第 6 段階	次への行動計画

文献 3 を元に筆者作成

けながら、うまくいっていないところをどう改善するか、が SEA 法です。反省会を行うと、すべてにダメ出しをしてしまう傾向がありますが、うまくいっている部分もあるはずです。たとえば心理的安全性は担保できていても、指示が抽象的なために指導がうまくいかないといったことも珍しくありません。大事なのは状況を分析することです。事象を記載せず、じっくりと話を聴くことで代用しても OK です。状況に応じて、適切な振り返りができるようにしましょう。

▶▶ ソリューション・フォーカスト・アプローチ

　看護師が物事を振り返る場合は、問題解決型志向がしみついており、また、なんらかのインシデントが生じた場合は原因を探ります。何が悪いのかを探し、そこから解決法を探すという形で振り返ることが一般的でしょう。

　一方、ソリューション・フォーカスト・アプローチは、物事や原因に焦点は当てず、本人が持っている能力でできるようにするためにどうすればいいのかという考え方をします。原因はわからなくても問題が解決できるため、比較的短期間で問題を解決へと導く手法として知られています。まず、「どうしたらできるか」「なにがあれば前に進めるか」を考えるのです。

　たとえば、遅刻を繰り返す新人がいるとします。なぜ遅刻をするのかと原因を追及し、改善策を講じても状況はそう簡単には変わらないでしょう。ソリューション・フォーカスト・アプローチでは、原因探しはしません。「遅刻

して肩身がせまかったでしょう。明日は始業の10分前でいいからこれるように
しよう。そのためにどうするかを考えましょう」というように行動から考
えます。10分前に職場に到着するには、家を○時に出て、そのためには○時
に起床して…と考えていきます。できている自分を想像すると、行動がしや
すくなるのです。

6) ロールプレイの勧め

▷▷ **例：勉強をしてこない学習者への指導**

ロールプレイを行ってみると、新人の気持ちを理解するきっかけにもなり
ますし、手法を身につける機会にもなります。ぜひ、指導者同士で行ってみ
てください。まずは、勉強をしてこない学習者へどう指導するか、新人と指
導者役に分かれてロールプレイを行います（もちろん、例はどのようなもの
でも構いません）。

新人役は、勉強をしてこない学習者を頭に思い浮かべてみましょう。指導
者役は、「今から振り返りを一緒にしてみようか」と問いかけ、新人役はなり
きって発言をします。リフレクティブサイクルですと事例を書くところから
のスタートになってしまいますから、SEA法などがやりやすいでしょう。

ロールプレイをしてみると気がつくと思いますが、自然と「なんでやって
こないの」などの相手を責める言葉が減ってきます。「勉強大変そうだね。今
はどのくらい抱えているの？」「そんなにあるんだ。どうやったら課題ができ
るか一緒に考えてみようか」などと役になりきって発言してみると、「怒らず
に話を聴いてもらえるので言いやすかった」「こうしたらいいのではと、自分
なりにアイデアがいろいろと出てきた」など、終了後は、それぞれの役から
さまざまな気づきの言葉が出てきます。

準備なしでできるので、ぜひ、試してその効果を実感してみてください。

7) 指導における NG ワード

指導をしていると、つい感情的になってしまって厳しい言葉をぶつけてし
まうこともあります。あるいは、指導することに慣れてしまって、乱暴な言
葉を使っていることに気がつけなくなっていることもあります。

　指導者のみなさんにお願いしたいのは、毎年、新人は同じような失敗をしますが、毎年注意するのもうんざりしてくるでしょう。ですので、2年目の看護師たちに自分が失敗したことを新人に伝えるようにお願いしましょう。2年目の看護師が新人を教えるのは荷が重いことですが、失敗を伝えることは難しくありません。失敗の具体例を伝えるのも先輩の役目です。みなさんの負担を軽くするためにも、新人の失敗予防のためにも、ぜひお願いしてみてください。

　その上で直接に指導・教育するのはやはり指導担当者です。つい、言ってしまいがちな NG ワードを押さえておきましょう。（表 4-3）。無意識に使っていることも多いので、ここは注意してほしいところです。

表 4-3　指導の NG ワード

前にも言ったよね	これは指導者が自分を守る言葉です。前に言ったのにできていないのなら、指導者が悪いのです。伝え方に改善の余地あります。
去年も	言いがちなのが、「去年も同じことあったんだけど！」ですね。新人にしてみたら、去年のことなんか知ったことではないでしょう。同じ失敗を見たくなかったら、上述のように2年目さんにこう伝えておきましょう。「2年目さん、新人を教えようなんて思わなくていいからね、自分たちが去年した失敗を、全部伝えておくのよ、それが後輩を育てることだからね」と教育します。そう言われた2年目さんは楽になります。「教えなきゃいけない」と思うとハードルが高いですが、「自分がした失敗を伝えればいいのだ」となると、ハードルは下がります。
なんで？／で？	けっこう、現場で聞く言葉です。もっと悪いのが、「で？」。要注意です。トヨタの「なぜなぜ方式」がはやりました。なぜなぜ、で原因検索をしていく。でも、時には、「なんとなく」やってしまったこともあるのです。そこを深掘りしても、変わらないのです。ですから、未来志向型でいきましょう。

普通さ～／常識でしょ	これも、よくありがちです。何が普通で、何が普通ではないのか、何が常識で、何が常識ではないのか。暗黙のルールの話をしました。特に気をつけておきたいのは、看護職の仕事環境は、かなり暗黙のルールが多いということです。一般では通用しない、ちょっと変わった集団だと心得ておいてください。私たちとっては常識かもしれないけど、相手にとっては常識ではないということです。たとえば、新人さんは、最初の頃は、「清潔、不潔」の観念があまりできていません。ベッドサイドで座るときに、膝をついてしまうとか、持っている荷物を研修のときに床に置くとかのシーンがあるかと思います。そんな際には、その場で「床は汚いよ、だから、床に物は置かないよ、膝をつかないよ」とフィードバックをしていきましょう。
いつも	この言葉を使っているときは、要注意です。「いつも間違えるね」と言っていませんか。あなたが相当なプレッシャーを与えるから、あなたの前だけで間違えているということが少なくありません。「いつも」という言葉を、もし自分が使っているとしたら、自分の佇まいをチェックしましょう。プレッシャーを与えるような関わり方をしている可能性があります。
看護師向いていないよ	特に役職者は要注意です。離職の決定打になる言葉です。長い間看護師をしている師長から、「看護師向いてないよ」と言われたら、「私、やっぱり向いてないんだ」と思ってしまいます。向いているか向いていないかなんて、わかるはずはありません。「うちの病棟（病院）には、たまたま合わなかった」だで、「他の病棟（病院）にいけば、うまいこといく」かもしれません。また、看護師の仕事は幅広く、病院だけで働くことが看護師の仕事ではありません。適材適所です。その人にとっての強みを見つけて、その人にとってのベストな場所を、一緒に見つけていきましょう。看護が嫌いになって辞めていく……そんなことがないように関わっていきましょう。

▷▷ **看護業界に多いパワハラ**

　2019年の労働施策総合推進法改正により、職場のパワーハラスメントの防止が義務づけされました。パワハラには身体的、精神的、過大な要求などの6類型（表4-4）がありますが、多いのが精神的な攻撃と過小な要求です。

表4-4　パワーハラスメントの6類型

身体的な攻撃	頭を小突く、胸ぐらをつかむ、殴る、蹴る
精神的な攻撃	人格を否定する発言 「馬鹿」「ふざけるな」「役立たず」「給料泥棒」「死ね」等。大勢の前での叱責、指導せずに放置、ため息など
人間関係からの切り離し	役割から外す、別室に隔離する
過大な要求	長期間にわたる、肉体的苦痛を伴う過酷な環境下での勤務に直接関係のない作業を命ずる 十分な指導を行わないまま、過去に経験のない業務に就かせる。資料作成を行うために休日出勤を強いる
過小な要求	退職させることを目的に、誰でも遂行可能な業務を行わせる。例：助手業務など
個の侵害	思想や信条を理由とし、集団で同僚1人に対して、職場内外で継続的に監視をしたり、他の従業員に接触しないよう働きかけたり、私物の写真撮影をしたりする 年休や育休などの取得権利を妨害する

※実際の判例を加えて作成

　「給料泥棒」なんて言葉はドラマぐらいでしか聞かないかと思っていましたが、現場の話を聞くと、残念ながらけっこうあるようです。大勢の前での叱責、ため息、これらも多いようです。海外ですと、人前で部下を怒鳴る上司はできない管理職とみなされるようですが、日本はまだまだそこまで成熟していません。それどころか、怒鳴っている自分は立派、上司の役割といった勘違いも根強くあるように感じます。生命がかかっている職場ですから、厳しさの必要性は理解できますが、そこは別に生命はかかわらないのでは、と

いうところにまで妙に厳しいのが看護界の悪弊です。看護師の育成・教育に関わる者として、少しでも早く価値観が変わることを切望しています。個人的にも、微力ながら全国各地の研修のなかで伝えて、価値観を変えようキャンペーンを実施中です。

8）振り返りの落とし穴

　ファシリテーションなどのスキルを学ぶと、引きだそうという意識が強くなりすぎることがあります。これがいわば、振り返りの落とし穴です。相手から引き出すはずが、誘導尋問の様相を呈することがあります。

　スモールステップで進んでいけば導ける場合は、ファシリテーションやコーチングでよいのですが、課題の性質によってはスモールステップがうまくいかないときもあります。このような場合は、フィードバックやコーチングが有効です。引きだそう、引きだそうとこだわっていると振り返りの時間ばかりが長くなってしまいます。しまいには、思うような答えが返ってこないため、指導側もイライラし始めたりします。誘導尋問になっているな、あるいは長丁場になって新人が疲れているように感じられたら、パッと切り替える必要があります。

　なんとなく、気づきを引き出すファシリテーションやコーチングのほうが優れたスキルとする風潮がありますが、目的が異なるものです。フィードバックやコーチングの方が適した場面は少なくありません。フィードバックはダメ出しと思われることもありますが、そうではなく、現状や情報の通知（評価）とともに「立て直し」の要素も含んでいるものです[4]。引き出せないときは、指導者の評価（情報通知）を伝え、そこからどう立て直していくかを考えるフィードバックスタイルに切り替えるほうがよいでしょう。情報通知を行う際は、感情を交えないことが重要です。ここが意外とできてないことが多く、振り返りと称しながら、文句を言っているだけということもあります。感情を排して事実を確認し、どう立て直すかを考えていくようにします。

フィードバック≠ダメ出し
フィードバック＝情報通知＋立て直し

　なお、ティーチングが上手なのは医師です。自分で調べろなどと突き放さず、特徴的な症状、好発年齢、観察ポイントなど、そのときに必要なことをパッとまとめて教えてくれます。思考発話をしてくれるので、ベッドサイドや外来診察などで後ろでみているだけで学ぶことができます。

　振り返りを行う際は、指導者はいたずらに気づきや引き出すことにこだわらず、必要に応じてフィードバックやティーチングに切り替えることも、ぜひ意識してください。

9) 引き算の教育

　現実の世界では贈り物をたくさんもらうのはうれしいことですが、指導という名の贈り物をいっぱいあげても、両手に余ってこぼれてしまいます。吟味をして、相手に大切なことだけを渡すようにします。どうしても指導する側は、あれもこれもと思ってしまいますが、今日、これだけは持ち帰って欲しいという事柄を選んで伝えましょう。p49 で説明したように、多くても 3つ、1点に絞れるのであればそれがベストです。ただし、医療安全に関わるようなことは、引き算をせず、今日のうちにしっかりと伝えます。

　私は、昔、上司にこう言われたことがあります。「内藤さんはいろいろと見えすぎてしまうから、片目をつぶりなさい」。目についたこと、気がついたことを全部伝えようとしても不可能です。新人にとって、まず何を知ることが大切かを考えるのも指導者の役割なのです。

■引用参考文献
1) コルトハーヘン編、武田信子ほか訳. 教師教育学　理論と実践をつなぐリアリスティック・アプローチ. 学文社，2012，352.
2) 中井俊樹編. 看護現場で使える教育学の理論と技法　個別指導や参加型研修に役立つ100のキーワード. 2014. メディカ出版. 2014.
3) 田村由美ほか. 看護のためのリフレクショントレーニング. 看護の科学社. 2017，35-38.
4) 中原淳. フィードバック入門　耳の痛いことを伝えて部下と職場を建て直す技術. PHP研究所. 2017. 206.
5) ピーター・ディヤングほか. 解決のための面接技法［第 4 版］ソリューション・フォーカストアプローチの手引き. 金剛出版. 2016. 430.

Lesson

5

研修を活性化する
スキル

研修を活性化する スキル

1 場づくり

1）対話

　レッスン1でファシリテーションの大切な要素を図示しました（p57）。そこには、場づくり（関係構築力）との言葉があったのを記憶されているでしょうか。

　場づくりで大切なのが、以下の4つです。

　心理的安全性
　信頼関係の構築
　若手が意見を言える場
　互いの価値観を分かち合う場

　これらは対話の土台となります。研修はお互い（講師と参加者、参加者同士）が話すことが重要なのです。対話は、次のように図式化できます。

対話＝傾聴×話す

　乗算ですから、傾聴と話すのどちらかがゼロになってしまうと、対話もゼロとなります。座学では、講師が話すだけの一方的な研修をいまだに見受けますが、終了後に学んだ実感をあまり持てないことが多いのではないでしょうか？　対話をすることで、研修への積極的な姿勢が作られ・高められるのです。

2 | 空間デザイン

空間デザインとは、参加者の配置をどうするかということです。目的によって、場所を整えます。グループワークであれば変形アイランド型、ロールプレイを行うのであれば、変形アイランド型などといった具合です。空間デザインの種類と特徴は表5-1を参照してください。

表 5-1　空間デザインの種類と特徴

空間デザインのタイプ	メリットとデメリット
スクール型・劇場型	教室のように机を配置。講師である指導者の話を集中して聞くことには適した空間。ただし、受け身になりやすい。また、後方は指導者から見えにくいという難点がある。
会議型（コの字型）	全体が見えつつ、ペアワークがしやすい。ただし、ブレーンストーミングをする際には向いていない。
サークル型	全員の顔を一望することができ、場の一体感が生まれる。全員で感情や感想を共有するときに向いている。関係性がフラットになる効果もある。
半円型（扇形）	グループ発表やプレゼンテーションに向いている。机を使用せず、椅子のざっくばらんに配置することから、フランクな印象が生まれ自由さを感じる。また、適度に違いの顔を見ることもできるため、近くの人と話しやすい。シミュレーションの振り返りの場面などで用いると効果的。

空間デザインのタイプ	メリットとデメリット
バズ型	バズ（buzz）とは、ブンブンという蜂の羽音が由来である。学習者同士が話し合うと、まるで蜂の羽音のようににぎやかになる様子から来ている。ロールプレイをする際などに向いている。少人数なので、話さなくてはならない状況になる。
変形アイランド型	作業を伴うグループワークに向いている。グループワークも個人作業も、どちらもできるというメリットがある。図のように、机を少し斜めにすることで、前の人との重なりがなくなり、スライドなどが見やすくなる

文献 1 を元に筆者作成

3 　学習者の体験世界について知る

　2名一組で、一人には目を閉じてもらい、もう一人にイラスト1を見てもらい、どのような絵だったかを覚えてもらいます。続いて、イラスト1を見てもらった人に目を閉じてもらい、最初に目を閉じていた人にイラスト2を見てもらい、同様に覚えてもらいます。その後、二人でどのような絵をみたかを共有してもらいます。

イラスト1　　　　　　　　　　　イラスト2

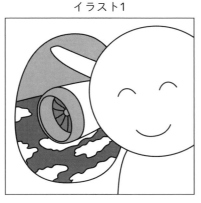
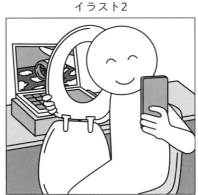

　当然、前者は飛行機の座席から自撮りをしている人の絵を、後者は便座を片手に自撮りをしている謎の人物の絵だったと食い違うことになります。でも実際は、アップか引いているかの違いはあっても同じものを見ているのです。これを学習者にあてはめると、イラスト1の視界が新人や初任者です。一方、イラスト2はベテランやエキスパートの視界です。

　新人は飛行機に乗っていたつもりが、実は、部屋で便座を片手の自撮りだったとは強烈なギャップですが、学習者の体験することは、キャリアや能力によってこれほど大きな違いがあるのです。指導者には、学習者の体験世界は同じではないことを、ぜひ知っておいてほしいと思います。

4 ｜ アイスブレイク

1）アイスブレイクの目的

　導入部分となる "つかみ" は、大切な場づくりの時間です。そのためにぜひ活用したいのがアイスブレイクです。アイスブレイクは、いわば研修前の準備体操です。参加者同士、あるいは講師と参加者が互いを知り、緊張をほぐし、学ぶ意欲を高め、チーム作りのきっかけができたなら、研修内容へ進めていきましょう。研修内容と関連性があると、導入への移行もスムーズになります。3時間程度の研修であれば、冒頭の20分程度はアイスブレイクの時間に充ててもよいと思います。ここで時間を惜しむと、そのあとの発言が活性化されません。

　また、講義の聴講だけであれば、無理にアイスブレイクを入れる必要はありません。そんなときには、冒頭で講師が自分を知ってもらうために最近起きた身近な話題を提供したり、研修内容に関連した話題提供をするだけで十分です。

　アイスブレイクはゲームや遊びだと捉えられがちですが、これは一つの教育技法であり、よりよい学びにつなぐための準備体操です。緊張を和らげるだけではなく、興味関心を引き出し、学ぶ意欲を高めていくための、大切な時間なのです。

　アイスブレイクの目的を表5-2に整理しました。一つ目は、自己開示です。

> # 表 5-2　アイスブレイクの目的
>
> ① 自己開示：緊張をほぐし、互いを理解する
> ② 協同学習：集中力を高める、チームビルディング
> ③ 課題共有：メッセージ、視点（その日のテーマ）を伝える
>
> 文献 2 より引用

緊張をほぐし、互いを理解することが狙いです。新人対象の研修では、お互いよく知らない同士でもあるので、ここは大切です。またポイントは、指導者側から自己開示をすることです。まずは、指導者が自己紹介を行い、自分を知ってもらいましょう。どんな人物かがわかれば、学習者も心を開きやすくなるものです。二つ目は、協同学習という狙いです。どうしても研修は受け身になりがちなものですが、この改善を目指していきましょう。そのためには、いかに動機付けをするかがポイントとなります。特に、研修の内容にチームでの作業やグループワークが予定されている場合は、チームビルディングも意識したアイスブレイクを取り入れると効果的です。三つ目は、課題の共有です。研修内容や、内容に関連した話題提供などを行い研修につないでいきます。例えば、後述する発熱患者への対応について学ぶというときには、これまでの人生での最高体温を共有し、そのときにどのような身体症状や気持ちになったかを想起してもらいます。共通の体験を共有することで、研修で取り扱う内容への興味関心も増していくものです。

　アイスブレイクは、研修の冒頭で行われることが一般的ですが、1 日の研修であれば午後の開始時や、別のセッションへと進む際の切り替えとしても活用できます。

　アイスブレイクを成功させるコツは、事前の練習です。指導者同士で、一度試しておくと説明の仕方や時間間隔などもイメージできます。ぜひ、事前にリハーサルをしておきましょう。

2）主体性を引き出すアイスブレイク

アイスブレイクは星の数ほどありますが、主体性を引き出すのに適しているアイスブレイクをいくつか紹介します。

▶▶ 4コマ自己紹介

A4用紙を4等分に折り、所属、名前、最近のマイブーム、研修内容に関連した内容など指定した内容を記入してもらい、それにしたがって自己紹介（自己開示）をしてもらいます。

例：「今までの人生で最高の発熱体温は何度でしたか？　今日は発熱のメカニズムについて一緒に学んでいきましょう！」

図5-1は、自己紹介のサンプルとして使っているものです。氏名、あだ名（きゃさりんと呼ばれているのです…）、小さい頃になりたかった職業（なんとなく人となりがわかります）、今日学びたいことが書かれています（記入内容は、適宜変更してOKです）。今日学びたいことを入れておくと、受講者のニーズ把握にもつながるのでオススメです。なお、立体の三角形に折れば、机の上に置く名札にもなる一石二鳥ツールです。

図 5-1　4コマ自己紹介の例

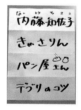

▶▶ 共通点探しの旅

できるだけ多くの共通点を見つけることが目的です。チームのメンバーに共通することをひたすら探し続けます。「あなた人間？　同じですね！」このぐらいのレベルで探していき、何個見つかるかチームで競い合ってもらうとより盛り上がります。共通点探しをすると、親近感がアップし、チームビルディングの効果があります。

例：「共通点が見つかると、相手に対して親近感が湧きます。親近感は、信頼関係構築の第一歩です。今日はこのチームでがんばります！　さぁ、大切な仲間と目を合わせて、もう一度ご挨拶！　よろしくお願いします！」

▶▶ 誕生日はいつかなゲーム

　イラスト、または身体を使いジェスチャーで誕生月を表現します。あえて、恥ずかしいことをすることが自己開示につながり、参加者同士の距離が近づきます。

例：「コミュニケーションには、必ず送り手と受け手がいます。送り手は、ときに恥ずかしさも感じながら情報発信をしてくれています。そして、患者さんのなかには、病気のために声が出ない人もいるのです。送り手の勇気に敬意を払い、十分に情報をキャッチできるようになりましょう。今日は、コミュにケーションについて学んでいきます。

▶▶ ウソを見破れ！自己紹介ゲーム

　4つのキーワードで自己紹介をしてもらいますが、そのうち1つにはウソを入れてもらいます。自己紹介は1分で行ってもらい、その後、2分間の質問タイムを設けます。直接的な質問はNGで、関連したウソを見破る質問を上手にして、どれがウソかを見抜きます。

　ちなみに、私がよくこのゲームで使うのが、次の4つのキーワードです。①バトンクラブ、②剣道部、③生物地学部・天文班、④ふれきわ部。このように自己紹介をします。「小学校のときはバトンクラブに参加していて、中学校では剣道部に入部し、高校は生物地学部に入り、天文班に所属して、天体観測をしていました。大学では、触れるを極める研究会、通称、ふれきわ研に入り、患者さんに触れるとはどういうことかを研究していました」。その後の質問タイムでは、「剣道の防具は何万円ぐらいしますか？」「代表的な夏の星座はなんですか？」というように、質問が浴びせられます。

　このアイスブレイクのいいところは、なぜかけっこうベテランの看護師も乗ってきてくれるところです（もちろん新人でも使えます）。いつもは、「アイスブレイク？　ゲームでしょ」的なクールな人もウソを見破るというとこ

ろに刺激を感じるのか、積極的に質問してきたりします。幅広い年代が参加している研修などでは、特にオススメのアイスブレイクです。ちなみに、日頃のアセスメントで鍛えられているからか、ウソを見抜く率も高いです。

▶ 漢字一文字自己紹介

「今年の漢字」にインスパイア（？）された、アイスブレイクです。テーマに合致した漢字を一つ書いてもらい（図5-2）、「なぜこの漢字を選んだのか」の説明を加えてもらい、自己紹介をしてもらいます。

「北6病棟の内藤です。今年はとにかく長い廊下を歩き回ったので、「歩」にしました」といった感じです。さまざまな術式を学んだ人は「術」を、周囲の人に支えてもらった人は「支」を、何かしらに挑戦した人は「挑」を、といった具合に、なにをしたか、なにに熱中したかが伝わってきます。ところで、掲載した図5-2はポジティブな実例です。なかにはネガティブな一文字もあり、「泣」「帰」「辞」など負の言葉が並ぶこともあります。これはこれでアリです。というのも、アイスブレイクとは、今、目の前にいる学習者を知るためのものだからです。大事なのは、さらっと聞き流さないことです。必ず突っ込んで聞きましょう。

図 5-2　漢字一文字紹介の例

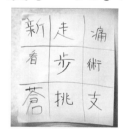

▶ なりきりインタビュー

これもやってみると面白いアイスブレイクです。2人組を作り、インタビューをする人、される人の配役を決めます。インタビューをされる人は、身

近にある「物」になります（ペットボトル、靴など）。「私は●●です」から
スタートします。たとえば、「はじめまして、私はペットボトルです」などと
挨拶から始まり、インタビューアーは相手に共感しながら質問を繰り返して
いきます。「はじめまして。ペットボトルさんはなにがご専門ですか」「主に
水を専門としております」という感じで進んでいきます。

　このアイスブレイクの目的は、いかに相手のことを想像しながら聞いてい
くか、という質問の練習です。共感力、質問力の練習にもなるので、しばし
ば使うものです。行う場合は、ペアをつくってもらい、お互い1分ずつのペ
アワークで実施します。時間の余裕がある場合は、2つのペアを合体させ4
人組をつくり、なりきった物の正体は伏せて、質問から得た情報だけを示し
て、「私のバディは何かわかりますか？」と、もう1つのペアに正体を当てて
もらうということをします。質問が上手だと当てやすいですが、下手だとな
かなか正解できないため、自分の質問力を測る機会にもなります。

5　グループサイズ

1）適切な人数は

　場づくりにおいては、グループサイズも重要です。グループサイズとは、1
グループあたりの人数を何名にするかということですが、教科書的には4〜6
人が、社会的手抜きを生まない適切な人数だとされています。個人的には、6
人になると社会的手抜きが見られるようになる気がしています。4、5人、も
しくは90分程度の短時間の研修であれば、3人やペアワークで進めてしまっ
てよいかと思います。

2）シンク・ペア・シェア

　共同学習の方法の一つにシンク・ペア・シェアというものがあります。シ
ンク＝1人で考える、ペア＝研修のバディと共有する、シェア＝全体で共有
する、というスタイルです。この方法のメリットとして、まずは互いの考え
をペアで共有するため、自分は間違っていないんだという安心感が生まれま
す。また、たとえ違う意見が出たとしても、全体で発表する際には、誰が言

ったかわからなくなるため、参加者の発言が活発になることなどが挙げられます。院内の委員会や病棟会議でも有用な方法です。

　会議では、どうしても発言しない人がいるものです。また、いまだヒエラルキーが強い看護師では、先輩を差し置いて発言なんて…という心理も働くようです。そんな看護師の世界でも、シンク・ペア・シェアを使うと発言がぐっと増えます。なぜかというと、意見の帰属がなくなるためです。「誰が言った」がわからなくなり、全体でシェアをしやすくなるのです。

> ### Column　社会的手抜き
>
> 　社会的手抜き（Social loafing）とは、1人で作業を行うよりも、集団で行ったほうが、1人あたりの生産性が低下する現象をいいます。集団で何らかの課題に取り組んでいると、集団で作業を行うと、メンバーの中に「ほかのメンバーもやっているから、自分はがんばる必要はないだろう」などの心理が働き、手を抜いてしまうわけです。その結果として、作業効率が低下といった事態を招きます。

3）シナジー効果

　シナジー効果とは、日本語で言えば相乗効果です。2つ以上のもの同士が影響を違いに及ぼすことで、効果や機能が高まる現象を指します。研修でもシナジー効果は見られます。1人よりも2人、2人よりも3人で考える、作業することで補いあったり、新しい視点を得たりと、学びは深まり・広がります。

6 板書のコツ

　研修の際には、ホワイトボードを使う機会があるかもしれません。小さくこちゃこちゃと書いてしまうと、場所によってはよく見えない学習者もいるでしょう。板書には、読みやすく書くコツがあります。板書の際は、以下に注意してみましょう。

図5-3　バランスのよい文字を書くコツ

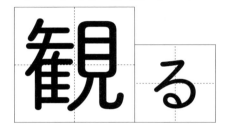

図5-4　イラストは記憶に残る

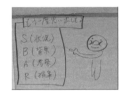

・漢字は四角に収まるバランスで大き目に、ひらがなはやや小さめに書くとバランスがよくなる（図5-3）
・カコミや矢印、吹き出しを活用することで、思考が整理されやすくなる
・イラストを添えると記憶に残りやすい（図5-4）※多少の絵心が必要かも

■引用参考文献
1）石川一喜ほか編. 教育ファシリテーターになろう！グローバルな学びをめざす参加型授業. 弘文堂, 2015, 46-49.
2）内藤知佐子、宮下ルリ子、三科志穂：学生・新人看護師の目の色が変わるアイスブレイク30. 医学書院, 11.

新刊 脳神経

アセスメントを導く考え方が見てわかる！
3年目からの脳神経外科看護

ガイドラインも反映しつつ、解剖生理・機序をもとに、後輩指導のポイントも含めて看護の要点を解説！脳神経看護領域の第一線の著者陣が送るギモン解決型解説書！

根拠と説明を求められる脳神経ナースへ

■池田 亮 編著　定価3,080円（本体＋税10%）●B5判●160頁●ISBN978-4-8404-7849-6

新刊 腎・泌尿器

泌尿器Care&Cure Uro-Lo 別冊 for nursing
そのまんま使える患者説明ダウンロードシートつき
泌尿器科の疾患・治療・ケア

看護の要点や患者説明・ドクターコールのポイントなどを解説した一冊。患者説明ページは、ダウンロードして患者さんにそのまま渡せる！

臨床で必ず出合う良性・悪性疾患を網羅！

■青木 芳隆／常森 寛行 監修　定価4,400円（本体＋税10%）●B5判●288頁●ISBN978-4-8404-7853-3

新刊 手術・麻酔

オペナーシング2022年春季増刊
オペナースに必須の78スキル 先輩がまるごと教えます！
手術看護オールインワンブック

必須知識を根拠とともにイラストや写真でわかりやすく解説！手術看護とは？から麻酔薬や外科的手技などの専門的な知識まで学べる！

先輩ナースのスキル＆ワザが満載の一冊！

■峯上 奈緒子 編集
小西 敏郎／廣瀬 宗孝 監修　定価4,400円（本体＋税10%）●B5判●288頁●ISBN978-4-8404-7626-3

消費税はお申し込み・ご購入時点での税率が適用となります。

看護技術

自分閻魔帳
ズルカン3

大人気シリーズ、ついに完結!!「一人前」と呼ばれ、「なんなく」できているけれど、「なぜか」と聞かれると答えられない…そんな内容を全編手描きイラストで楽しく解説！

■ 中山 有香里 著

今度の舞台は「根拠地獄」だ！

●定価2,420円(本体+税10%) ●A5判 ●184頁 ●ISBN978-4-8404-7264-7

呼吸器

先輩ナースの書きこみがぜんぶのってる！ コツぶっくす
人工呼吸器

呼吸器のしくみからアラーム対応、モニタリングまで、基本的な識はもちろん、先輩ナースが現場で身につけたポイントも書きこんだ新しい入門書！

この一冊で人工呼吸器がまるっと身につく！

■ 兵庫県立尼崎総合医療センター 看護部 編著

●定価1,980円(本体+税10%) ●B5判 ●116頁 ●ISBN978-4-8404-7523-5

循環器

補助循環、ちゃんと教えます。
新人にわかる言葉・イラスト・写真で解説！

IABPとVA-ECMO（PCPS）について、循環管理の基礎ら、トラブル対応、合併症、ケアまで、多職種の視点で解説。

はじめての補助循環をサポートする実践書

■ 湊谷 謙司 編集

●定価2,860円(本体+税10%) ●B5判 ●144頁 ●ISBN978-4-8404-7587-7

皮膚・褥瘡

先輩になったらこの1冊
だけでいい！ 褥瘡・創傷ケア

褥瘡・創傷ケアの「これだけ知っていれば大丈夫」な要を網羅＆わかりやすく図解！ベッドサイドで使え、後輩指導も活用できる！

看護を深める図解＋動画で手技が見える・わか

■ 丹波 光子 編著

●定価2,860円(本体+税10%) ●B5判 ●168頁 ●ISBN978-4-8404-7515-0

Lesson

6

指導に役立つ心理学の知識

指導に役立つ
心理学の知識

1 指導に役立つアドラー心理学の9のポイント

　ベストセラーになった『嫌われる勇気』（岸見一郎・古賀史健 著／ダイヤモンド社）によってアドラー心理学が一般に知られるようになりました。みなさんも、アドラー心理学という言葉は聞いたことがあると思います。アドラー心理学の要諦は、「人間の悩みは、すべて対人関係の悩みである」という言葉で表されますが、この考え方は教育や指導に当たる人にとっても大いに役立つものです。

　どのような場面で役立つのでしょうか。4月の入職から数カ月が過ぎ、夏ごろになると横並びだった新人たちのなかにも、徐々に差が目立ち始めます。また、指導側もこの頃になると疲れがたまってくる時期です。あの手この手で教えているのに、順調に伸びる新人もいれば、思うように育ってくれない新人もいればで疲弊感が目立ってきます。このような時期に支えとなってくれるのがアドラー心理学なのです。

　私が指導者を対象に行う研修のなかでは、「今、目の前の新人に対して感じていること」というシートを記入してもらうことがあります。感じていることを隠したりごまかしたりせず、思っていることをストレートに表出してもらいます。怒りを感じたこと、辛かったこと——それらの気持ちを出していくことで、自分がどこに引っかかっているのか、本当はどのように感じているのかなどに気づくことができます。そして、それを受講者の間で共有します。「同じように指導しているのに、成長しない新人がいるとつらいよね」「なんでだろうと悩んじゃうよね」など気持ちを分かち合える場を作ります。目的は気持ちの見える化です。自分のなかで悶々と抱えていても、なにが課題かは見えてきません。まずは、言語化、見える化をしてみることが重要です。

　これは研修だからできるというわけではなく、普段の仕事のなかでも同僚

と気持ちを分かち合える場を作ることで同じ効果が望めます。ぜひ、仲間と気持ちを分かち合ってみてください。もし話し合えるような同僚がいないようであれば、シートに自分の気持ちを書くだけでもいいでしょう。

　アドラーは、フロイト、ユングと並ぶ心理学の三大巨人の一人とされています。近年のアドラーブームの影響もあり、医療・看護の世界でもよく知られるようになってきました。

　ここでアドラー心理学のすべてを解説するのは、紙幅の限界もあり不可能ですが、指導や教育にあたる方々にとって役立つ部分をエッセンスとして紹介したいと思います。

1）人は過去に縛られない

　まず、読者のみなさんに知ってもらいたいのがこのキーワードです。

　過去は変えることはできませんが、未来に向かって自分を変えることは可能です。仕事のなかではフィードバックをしばしば行います。これは、現在の結果から過去の行動の問題点や改善点を探し、修正しようという考え方です。これはこれで役立つものですが、一方で、フィードフォワードをより重視してほしいと思います。先の目標に対して、どう自己成長をしていけば達成できるかを逆算し、具体的な行動に落とし込むのがフィードフォワードです。

　「私は人に比べてできない人間だ」という思込み、あるいは学生時代に成績が振るわなかったという劣等感などは、行動することを邪魔し、変化させないように働きます。

　「あなたには可能性がある」「いろいろなことができる」と伝え、そして、指導者側も含め過去の呪縛からお互いに解き放たれることを目指します。指導者にもさまざまな引け目があるはずです。「教え方が下手なのではないか」「ほかの人が指導すればもっと伸びるのでは」──そうした思いに悶々とするのではなく、「これまでは教え方を知らなかった。教え方を知ったので、これからはよりよく導くことができる」と行動し、変化していってほしいのです。ぜひ、学んだことを実践のなかでアウトプットし、自分を変えていくことにチャレンジしてほしいと思います。

2）原因論ではなく目的論で行動を捉える

　これもアドラーの重要な教えの1つです。原因ではなく目的？　ちょっとわかりにくいですが、要するに人の行動の背景には目的があり、なにかしらの原因によって現状があるのではなく、なんらかの目的のために自ら現状を作り出しているということです。

　泣く新人に困らせられたことがある指導者は少なくないと思います。まるで自分がいじめているように見えてしまうと慌ててしまうこともありますが、指導者（自分）が原因で泣いているのではなく、「なんのために泣いているのか」と目的論の視点から考えると、うろたえずにすみます。ちなみに泣く新人の目的は、おおよそ次の3つです。

①もうこれ以上、指導をし続けないでほしいという訴え

②泣いてすっきりしたい

③自然と涙が出てしまう（※個人の特性のほか、うつが隠れている場合があるので要注意）

3）人は目的のために感情を使う

　みなさんは、先輩たちがイライラした様子で新人たちにあたっている光景をみたことはないでしょうか？　これは感情を使って人を操作しようとする行動の典型ともいえるものです。もう少し詳しく説明しますと、新人に対してイライラした様子を周囲に見せれば、自分が新人指導に振り分けられなくてすむという考えがあるわけです。先に紹介した泣く新人もそうです。泣くことで相手の行動を止めようとしているのです。

　指導に関わる人は、そうしたことに操作されないようにすることが1つのポイントとなります。といって放置していいわけでもないので、反応したり干渉したりせずに見守るというスタンスで関わります。

　ベテランスタッフのなかには、日によって機嫌が変わる"お天気お姉さん"がいます。今日は機嫌がいいのか不機嫌なのか、感情の起伏が激しい人です。こうした人は往々にして不機嫌な日が多いものですが、プリセプターは新人と不機嫌な先輩の間ではさまれてしまいます。新人も指導しなければならないのに先輩からはチクチクと言われる——こうした状況に陥らないために、

お天気お姉さんの感情に反応せず、若干言葉は悪いですが「自分の機嫌も自分でコントロールできない未熟な人」として見守るのが正解です。

4) 人は目的達成のために原因を使用する

　ダイエットを例にとって説明してみます。「よし！　今日からダイエットしよう！」と決意した日に限って、医師がおいしそうな差し入れを持ってきてくれたりします。しかも、賞味期限が今日…。「これは今日食べないと仕方ないなぁ」と一口、二口──。こんなことは我が身にも周囲でもよく見られるのではないでしょうか。結局は食べたいだけなのです。本当にダイエットをしようとすれば賞味期限は関係ないでしょう。食べたいという目的達成のために賞味期限という原因を口実に使っているだけなのです。

　指導者は、思うように育たない新人に対していろいろな原因を挙げることがありますが、自分ではなく新人のせいにするための原因を探しているに過ぎないことがあります。人はいろんな言い訳を考えつくものです。目的論でも説明したように、なにが目的なのだろうと考える姿勢が大切です。

5) よいこともあれば悪いこともある

　仕事でもプライベートでも、よいこともあれば悪いこともあるものです。悪いことがあると、「なぜこんなことになってしまったのだろう…」と先にも述べたフィードバックの考えで過去に原因を探してしまうと出口のないグルグルと考える状態に陥ってしまいます。「なぜ」「どうして」ではなく、「どうやって」という未来肯定型、フィードフォワードでの思考に転換してみましょう。「なぜうまくいかないのだろう」を「どうやってうまくいくようにしよう」に言い換えることで、達成したい目的に向かっての行動ができるようになります。

6) 他人の課題と自分の課題は別

　課題分離の法則というものがあります。これは教育や指導に関わる人にとって、非常に大切な考えです。ある調査で、医療職のなかでもっとも真面目なのが薬剤師、続いて看護師という結果が出たそうです。まじめすぎる看護

師は、新人が育たないことを自分のせいとしょいこんでしまうことがあります。個人的にも、最近はこうした指導者が増えているように感じています。

　教育・指導に関わる人は、上からは責められ下からは突き上げられてサンドイッチ状態になりがちです。しかし、新人看護職員研修ガイドラインでは、新人などは全員で育てるということが謳われています。にもかかわらずプリセプターなどにおしつける形となっているのが現実です。もともとがまじめな看護師ですから、このような状況にずっとさらされていれば責任感からつぶれてしまう可能性もあります。

　つぶれるのを避けるために大切なのが、学習者の課題と指導者の課題を分離することです。あくまでも指導者の課題は、学習者が学べる環境を整えることです。十分に環境を整えることができているのに、学習者が現状を乗り越えられないのであれば、それは学習者本人の課題となります。指導者が背負うべきものではありません。

　これはとても重要な考え方ですので、毎年、指導者の方々に伝えるようにしています。一人前の看護師になるためにはさまざまなハードルがありますが、それを乗り越えることができるのは、結局、学習者本人です。ずっとペアを組んで面倒をみることもできませんから、教育や指導の目標の１つは自律的な存在を育てることとも言えます。ハードルを乗り越えられるような環境を調整するのが指導者の仕事、課題（ハードル）に取り組むのはあくまでも学習者本人です。この課題分離の法則が理解できるようになると、肩の力が抜けて一皮むけた指導者になる印象があります。

7）本人が主体的に取り組める環境を整える

　ポイントは「主体的」という点です。主体的になるために大切なのが、見通しがついているということです。見通しがたつからこそ、新人・学習者本人はモチベーションが上がり主体的になれるのです。

　例としてわかりやすいのがクリティカルパスです。「あなたは２週間後に退院予定です。そのためには○日に手術をして、○日からリハビリをスタートして、術後１週間目には離床していただきます」と告げられた患者は、２週間後に退院なら今はこれをしなければならないのだなと主体的になることが

できます。見通しを伝えることなく、やみくもにリハビリをがんばってください と言われても、自分からやる気にはなかなかなれないのではないでしょうか。

　学習者との関わりに話を戻すと、まずは、いつまでになにに取り組むのかを共有し、主体的に取り組んでもらうようにします。その際に重要な要素となるのが、目標設定です。人間の性として、他人に目標を立てられてもなかなかがんばる気持ちになれないものです。ですから、目標設定の決定権は本人に委ねます。自分で選ぶというプロセスを経ることが「主体的」においては大切なのです。

　一方で、目標を自分でできることばかりにしていては成長は望めません。効率のよい成長に重要なのが、自分1人では難しいが協力があれば達成できるかもしれないという目標設定です。これは心理学で「発達の最近接領域」と呼ばれる考え方です。ちょっとがんばれば達成できる目標を掲げ、小さな成功体験を重ねてもらうスモールステップの考え方で導いていきましょう。

▷ 3つのゾーン

　人間には精神に影響を与える3つのゾーンがあるとされています。すなわち、コンフォートゾーン、ストレッチゾーン（ラーニングゾーン）、パニックゾーンです。

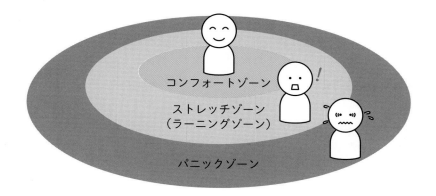

コンフォートゾーンとは安全地帯。安全基地とも言い換えられます。ストレッチゾーンは、ちょっと不安やストレスを感じるエリアです。パニックゾーンは、頭が真っ白になって身体が固まってしまうようなエリアです。

コンフォートゾーンは居心地はいいものの、そこにいるだけでは成長は望めません。成長のためには、ストレッチゾーンに身を置くことも大切です。

昭和の時代は、「獅子は我が子を千尋の谷に突き落とす」という言葉もあったように、パニックゾーンに突き落としては引き上げて育てるというスパルタ的な指導方法も珍しくありませんでしたが、ストレス度が高いためうつになってしまうリスクもあります。昭和は子育ても厳しい傾向があったため怒られる機会が多くありましたが、最近は怒られるという経験が少なくなっています。突然にそのような環境に落とされては精神的に追い詰めかねません。現在では推奨できない方法です。

成長に大切なのは、学習者がコンフォートゾーンとストレッチゾーンとのいったりきたりを繰り返すことです。そこで重要になるのが、指導者がコンフォートゾーンになることです。こう説明すると簡単に思えるかもしれませんが、難しいのはコンフォートゾーンとストレッチゾーンの境界には個人差があることです。指導者からすればこれはストレッチゾーンだろうと判断したことが、学習者からするとパニックゾーンだったということも珍しくありません。この見極めには、対話の機会を増やし「このぐらいだったらできそう？」などとしっかりと話し合いゴール設定をすることが欠かせません。

境界線に個人差があることを理解してもらうのによく例に使うのが、1人での外食です。「みなさんは1人でスタバに行けますか？」あるいは「ラーメン屋は？」「回転寿司は？」と尋ねていきます。男性からはだいたいどこでも大丈夫という答えが返ってきますが、では「女性ばかりのパンケーキ屋は？」などと重ねて聞くと、「それはちょっと…」となったりします。研修ではペアを組んでもらい、この境界線について、掘り下げて話し合ってもらうこともあります。人によっては1人で外食に行くのが苦手という方もいます。このタイプの人はコンフォートゾーンのエリアが狭い方で、不安を覚えることが多い人です。こうした人に、たとえば1人でおしゃれなカフェに行って下さいというのはパニックゾーンにつきおとす行為です。でもそれをクリアして

もらう必要がある場合は、一緒にその店に繰り返し行くことで徐々に慣れていってもらうようにします。そのうちに店員とも顔見知りになったりして、店がその人にとってのコンフォートゾーンへと変化していきます。

　コンフォートゾーンになりつつあると判断したら、「今日は用事ができてしまったので、ちょっと先に行っててもらえる」などとお願いします。徐々に安全地帯へとなってきていますから1人で行くことは可能でしょう。そして、この1人で待つ時間がストレッチゾーンになるわけです。この時間を延ばすなど、少しずつ難易度を上げていくことで、コンフォートゾーンの範囲を広げていきます。

　実際の業務に当てはめてみますと、たとえばベッドサイドに行くことなどが該当するでしょう。看護師であればベッドサイドに行くのは当たり前、という思考では学習者のコンフォートゾーンを広げるのは困難です。この学習者にとっては当たり前ではないのです。「最初は不安だよね。一緒に行くので、私のすることを見ていて」などと同行し、「ちょっと私はほかの患者さんを見てこなければならないので、もう少しこちらの者と話してください」といったように1人の時間を増やしていくことで慣れてもらい、境界を広げていきます。

　特にここ数年は、コロナ禍の影響で実習経験の少ないまま学生が入職してきています。実際、ベッドサイドに1人で行くのが不安、患者さんとどうコミュニケーションをとったらよいかわからないといった悩みを聞くことが増えています。指導・教育に当たる方は、学習者とよく対話をし、境界線に注意を払いながら関わりましょう。

8）決定権を委ねる

　先ほども少し触れましたが、決定権についてあらためて述べたいと思います。心理的リアクタンスについては、すでに少し解説しましたが、リアクタンスとは抵抗、反発という意味の言葉で、自由が制限されるとそれに抗おうとする心理的な反発作用のことを言います。

　要するに、人には自分の行動や選択は自分で決めたいという性質があるということです。知っておいてほしいのが、その人にとってベストな選択だと

しても、選択権を奪われた状態で押しつけられると反発心が生まれることです。

　医療の世界では意思決定支援の重要性が説かれるようになりましたが、指導・教育に関わる方々にとっては、学習者の意思決定支援を行わなければなりません。とはいえ、新人には自分で適切な行動を行う知識も経験もありません。そこで指導者は、たとえばA、B、Cなど選択肢を用意し、学習者に選んでもらうようにします。そして、学習者がBという選択肢を選んだら、指導者側はBでうまくいくように全面的にバックアップします。こうすることで、自分で選んだ選択肢ですので前向きに取り組める上に、成功できればその喜びは大きなものになります。大切なのは、自分で選んで自分の力で成功したという達成感を得てもらうことです。指導者はあくまでもサポーターとして陰から支え、成功体験を感じられるよう支援します。

9）人は皆、独立した存在

　これは私もいまだに時々出てしまう悪い癖なのですが、新人を「あの子は〜」などと呼んでしまうことがあります。「あの子」という表現の背景にあるのは、自分の方が上位という意識です。しかし、指導者はあくまでも伴走者です。共に学ぶ、共に育つという関わりを目指してほしいと思います。「あの子」という言葉が出るのは、自分は学習者から学ぶことはないという気持ちがどこかに存在する証拠です。まず、「あの子」「この子」という言葉遣いから直していきます。

　では、よく聞く「○○ちゃん」という呼び方はどうでしょうか？　パフォーマンスについての研究でヤーキーズ・ドットソンの法則というものがあります（図6-1）。この研究では、緊張しすぎても緊張感がなさすぎてもパフォーマンスは下がり、ほどよい緊張があるときがパフォーマンスが最も高いことが示されています。

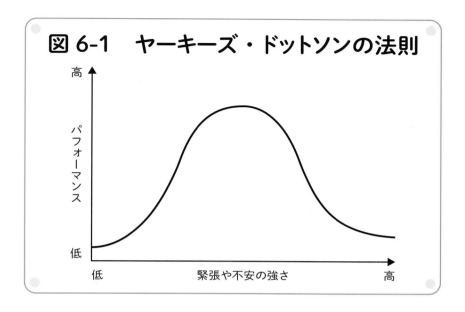

図 6-1　ヤーキーズ・ドットソンの法則

高

パフォーマンス

低

低　　　　　　　　緊張や不安の強さ　　　　　　　高

　親しみを込める意味での「○○ちゃん」という呼び方は一概に否定できません が、○○ちゃん呼びはプライベートとし、仕事中は○○さんとメリハリ をつけるのが適切でしょう。ただ組織によっては、組織文化として○○ちゃ ん呼びが根づいているところもあるでしょう。それはそれとして慣習に従い ながらも、こうした法則があることは覚えておきましょう。

2　リフレーミング

1）落ち込んでいるときの心の動き

　人は落ち込んでいるときや辛いとき、いわばマイナス思考に陥っている際 は、物事の一部分にだけとらわれがちです。物事のよい所が見えなくなって しまうのです。

　これを避けるためには、普段からリフレーミングの癖をつけておくことが 大事です。リフレーミングはレッスン３でも触れましたが、「ある枠組みで否 定的に捉えている事象について、別の枠組みで捉え直して肯定的に見ること」

と表現できるでしょう。気分は一度落ち込むとなかなか上向かないものですので、落ち込む前にリフレーミングを行うのが効果的です。上で述べたように日常のなかで実施して、ポジティブ思考へと変えていきましょう。

　人のさまざまな面もよく言えば長所、悪く言えば短所ということがよくありますが、これもリフレーミングです。短所に思える点を長所に言い換えてみるのもよい手です。当然、自分だけでなく、新人をどう捉えるかにもリフレーミングは有効です。

　例えば、「自信がない」ことは、謙虚とも表現できます。以下、例を挙げてみます。

小さなことが気になる→先読みができる、観察力がある、危険予知能力が高い

切り替えが遅い→粘り強い、根気がある

あっさりしている→切り替えが早い、後に引きずらない

反応が薄い→穏やかな人柄、感情のコントロールが上手

2）リフレーミングに挑戦

　リフレーミングだけでなく承認（p85）も行うと、効果はより高まると思います。

　以下の事例を読んで、リフレーミング＋承認に調整してみてください。

新人看護師のK子さん。

そろそろ半年が過ぎようとしているのに、まだ日勤の独り立ちができていない。それでいて、「なぜ自分だけ夜勤に入れないのか！」と訴えてくる。

仕事は休まないが、出勤時間はギリギリ。

新しいことが加わると、過去のことはリセットされてしまう。

宿題をするために図書館には行っているようだが、指導者が何度言っても宿題を提出しない。指導をしても反応が薄く、わかっているのか理解できない。

　一見、なかなか大変な新人ですが、承認とリフレーミングで読み替えてみましょう。

・そろそろ半年が過ぎようとしている→半年も続いているのはすばらしい（承認）
・日勤の独り立ちができない→日勤を粘り強く続けている（リフレーミング）
・なぜ夜勤に入れないのかと訴えてくる→自分の将来のことを見ている（リフレーミング）
・仕事を休まない→皆勤賞、すばらしい（リフレーミング＋承認）
・出勤時間はギリギリ→前残業禁止を守れる人（リフレーミング）
・新しいことが加わると、過去はリセットされてしまう→切り替えが早い（リフレーミング）
・宿題のために図書館に行っている→行動力がある（承認）
・言われても宿題を提出しない→自分を曲げない（リフレーミング）
・反応が薄い→穏やかな人（リフレーミング）
・わかっているのか理解できない→魅惑的な人（リフレーミング）

　やや強引なところもあるかもしれませんが、このようにリフレーミングと承認で見てみると、Ｋ子さんの可能性が見えてきます。大事なのはこの可能性を発見するという点です。ぜひ、日頃からこの２つの視点を持つようにしてください。

3 ｜ 対応が難しい学習者

1）発達障害の特性と支援の原則

　近年、我が国においても発達障害についての理解が広がっています。発達障害の方たちが抱える生きづらさなども知られるようになりました。ただ、指導者として対応するとなると、なかなか難しいところもあります。学習者がもつ障害を整理して紹介します（表6-1）[1]。

表 6-1

単語	説明	判断
Disability	身体、感覚器、精神的な障害、ASD	（もともと）障害がある
Learning Disorder	学習障害（LD）≠ 知的な遅れ	
At-risk	落第する可能性高い	基準より下回る
Difficult	知識が不十分、対人に問題	
Problem	認知や対人関係などに問題	
Struggling	未熟な対人スキル、責任感が不足	
Underperforming	低くパフォーマンスが評価される	
Unsafe	患者安全など危なっかしい	
Gifted	標準より出来過ぎる	基準より上回る
Outstanding	標準以上、活力がある	

文献 1 を元に筆者作成

　表中の（もともと）障害があるグループの方が看護現場に入職することはあまりありませんが、基準より下回るグループの入職者は以前よりも増えているように思います。我が国の進学率は高く、高校を卒業してから上の大学などを目指すことも普通です。そうしたことを背景に、進学を希望しているが学力的に厳しい生徒に進路指導の際に、手に職という意味もあって、看護学校を勧めることが多いようです。また、看護師という職業は一般に広く知られた職業のため、生徒自身も仕事のイメージがつき、目指しやすいというところもあるようです。

　発達障害をもつ方の数が増えているかどうかは、研究者によっても見解が分かれるようですが、私の子ども時代は、今考えると発達障害を抱えていただろう同級生も「○○ちゃんはちょっと変わっているけど、友だちだから」と友人としてつきあっていました。現在は、学校が終わると習い事に行ったりでコミュニケーションの量が昔よりも減り、集団のなかで学べるはずの社会的スキルを身につけないまま社会に出るケースが増え、看護現場でもそうした人が目立つようになっているのだと考えています。

　WHO の定義によれば、社会的スキルとは「日常生活のなかで出会う様々な問題や課題に、自分で、創造的でしかも効果のある対処ができる能力」とされています。具体的には、次のような能力です[2]。

意思決定、問題解決能力、想像力・豊かな思考、クリティカルに考えていく力、効果的なコミュニケーション、対人関係スキル（自己開示、質問する能力、聞くこと）、自己意識、共感性、情緒への対応、ストレスへの対処

文献 2 を元に筆者作成

　これらは、まさに看護職が必要とする能力です。本来、こうした能力は集団生活のなかで培われるものですが、そうした経験が少ないため身につけることができなかったわけです。社会的スキルがないと孤立してしまい、学習の機会をさらに失う負のスパイラルに陥ってしまいます。その結果、認知や発達、そして学業にも影響を及ぼします。社会的スキルの不足は病院に入職してからも影響を及ぼし、最初は歓迎してくれた職場のなかでも徐々に孤立していくこともあります。

　社会的スキルの習得を阻む要因として以下の 4 つがあるとされています（表6-2）[2]。

表 6-2　社会的スキルの習得を阻む要因

① 自分をコントロールする力が弱い
② 自尊心が育っていない（低過ぎ、高過ぎ）
③ 感覚面の偏り（鈍感・敏感）
④ 相手の気持ちを読み取りにくい

文献 2 を元に筆者作成

　指導する際は、こうした特徴を踏まえながら関わっていきましょう。

2) 問題を捉える3軸

　ここで大事なのが、得てして、私たち指導者はうまくいかない原因を学習者に求めがちです。しかし、「悪いのは学習者だ！」ではなにも状況は変わりません。大事なのは、悪者探しではなく、問題をどのように捉えるかです。私は、問題を捉えるのに次の3つの軸を使うことをお勧めしています（図6-2）。

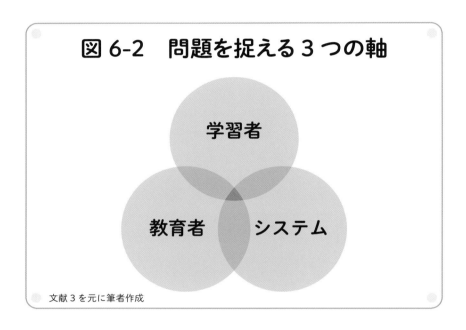

図 6-2　問題を捉える3つの軸

学習者

教育者　システム

文献3を元に筆者作成

　軸となるのは、学習者、教育者、システムの3つです。つい学習者だけに目が行きがちですが、教育者とシステムにも注目します。そして、それぞれには強みと弱みがあるので、それを捉えることも大切です。
　システムに関しては、職場環境、教育環境が大きな要素となります。たとえば、以下のような要素は影響をおよぼします。

職場環境
・人員：メンバー構成（人数、年代、男女比）

・欠員の有無：産休、育休、病欠
・仕事内容：特異的、他職種との連携、医師のキャラクター
・職場の雰囲気

教育環境
・みんなで育てる文化、1人に任せる文化
・新人と指導者のフォロー体制
・看護部との連携

教育者については、以下のような要素が挙げられます。

指導者
・経験年数、経験したことのある診療科
・指導経験および指導に関する知識
・個性（抱え込む系、放任系、師匠系、女王様系）

スタッフ
・指導力、得意分野、協力が得られるか
・個性（忙しくなると豹変する？）

管理者
・タイムリーな支援が得られるか

学習者の問題については、以下のような点を分析します。

認知
・視覚優位、聴覚優位
・学力、学生時代の様子（留年、赤点など、特に実習でトラブルを起こすことが多いので確認する）
・学習スタイル、記憶力

・興味関心

・専門領域に関する知識

・問題解決能力（SOS サインが出せるか）

技術

・不器用さ（巧緻性、実施頻度、業務が重なったとき）

・要領のよさ（基本通りに→プロの仕事術）

・何度も練習すればできる

・誰かがついていればできる

・1人でできる

・得意なこと、興味関心のあること

・コミュニケーション能力（視覚優位・聴覚優位、対象による違い、好み）

　不器用さはわかりやすく、多くの病院では4月に集合研修での技術トレーニングが行われることが多いと思いますが、そうした場で不器用さが目立つ新人がいれば、以降のサポートを心がけるようにしてください。

　大事なことは、できない人と決めつけないことです。本人が得意なこと、興味関心のあることを早めに見つけ、そこを伸ばすようにするとうまくいくことがあります。また、コミュニケーションが苦手な人が多いですが、本人の特性（視覚優位、聴覚優位など）を把握して関わるとスムーズに行くこともしばしばあります。たとえが、視覚優位な人は口頭での指示はなかなか伝わらないので、メモを書いて渡すなどの関わりです。2つのことを同時にできないことも多いので、話を聞きながらメモを取ってもらうような状況（多重課題）は作らず、あらかじめ要点をまとめたメモを渡すなどの工夫をします。

　また、態度として次のようなところが問題となりがちです。

態度

・プロフェッショナリズム

　看護におけるプロフェッショナリズムとは、「対象者および社会からの

信頼形成に必要な専門職としての姿勢・構え・行動様式」があること
　　アンプロフェッショナルな行動の一例
　　欠席や遅刻などの責任感のない行動／指摘しても改善が見られない／
未熟／やる気がない／人間関係に問題がある（同僚、患者、家族）／不
安や緊張感に伴うアンプロフェッショナルな行動など
・感情コントロール
・職務態度（遅刻、欠勤）

　最近、このアンプロフェッショナルな人たちのことを見聞きすることが増
えたように感じています。こうした行動の背景に発達障害が関係している例
もあるように思います。患者さんにも影響を及ぼすことですし、このあたり
は注意してみてほしいと思います。

　発達障害の人は感情コントロールが苦手ということも少なくありません。
指導している際に、頭を壁に打ちつけたりと自傷行為が始まることもありま
す。指導者に暴力を振るうというケースも耳にします。感情コントロールが
苦手ということを踏まえて、指導をする必要があります。

　悩む指導者の方も少なくないと思いますが、なによりも大切なことは学習
者のせいにしないことです。個性と捉え、しっかり向き合っていきましょう。
コツとしては、3軸の話で触れたように、本人を変えようとするのではなく
環境などを変えることを考えるとスムーズにいくことが多いと思います。環
境を整えると驚くほど変わることがあります。環境整備のなかでも、まず最
初に整えてほしいのが心理的安全性です。心理的安全性の有無は非常に大き
なものです。まずは、この担保から始めてみましょう。そしてもう1つ重要
なのが、目標設定です。人によっては、オールマイティに働ける看護師を目
指すのは難しいかもしれません。過剰な目標は、本人へのストレスも大きく
なります。ある機能に特化したような働き方を考えるのも1つの解決策です。

　態度と関連する資料として、発達障害の特性を整理したものを紹介します
（表6-3）。

表6-3 発達障害の特徴

	タイプ	特性	支援の原則
ADHD	不注意	2つのことを同時に頼むと、どちらかを忘れていることが多い	情報を整理して伝える 手順を明確にする 自分の特性を意識させて、どうすればうまくふるまえるかを考えさせる
	多動性	一定時間、席に座っていられない、座っていても体の一部が常に動いている	
	衝動性	他人の話をさえぎり、話し始める 思い立ったら、深く考えずにすぐに行動してしまう	
自閉症	こだわり	予定の変更が難しい（予告をしないと適応できない→不安の強さもある） 興味が偏りこだわりが強い。細かいことを気にしすぎる傾向がある	見通しを持たせる 周囲の人を見させて、どうすればよいかを考える
	社会性	人の気持ちが読めないので、場にそぐわない発言をすることが多い	
	特異的な言語使用	相手の言葉を字句通りにとらえてしまい、誤解が生じやすい 言葉が堅苦しく、辞書的な説明になってしまう	相手の気持ちに目を向けさせる 自分の発言を自分で聞いて、どうすればよいかを考える
	その他	感覚が過敏なケースもある	どうしても許容できない過敏性については配慮する（安心を感じさせて軽減する）
学習障害	読み障害	行の読み飛ばしや特定の言語の意味理解ができない	定規を当てて読むなど、対処方を考えさせる
	書字障害	話せるのに、文字が書けない（字が下手というより、想起できずに書けない）	手書きが限界のときは、パソコン入力で対応する
	計算障害	話せるのに、簡単な暗算ができない 文章題を読んで式を立てたり、どういう計算をすれば良いかがわからない	電卓等の使用で補う どういう計算が必要かわからないときは人に聞く
	協調運動障害	手や足の動きがとてもぎこちない 行やマスの中に字を収めて書けない	練習して習熟できることと慣れてもできないことを区別する（どうしてもできないことは他の人に代わる）

文献4より引用

3）課題を捉えるフレームワーク

　岐阜大学の川上ちひろ先生が岐阜大学や岐阜大学医学部附属病院でも使用している、ここまで説明した3軸や知識、技術、態度面の課題を俯瞰的に捉えるためのフレームワークを紹介します [5]。

学習者（新人看護師）	教育者（指導者、管理者、スタッフ）	システム（職場環境、教育システム）
課題 例）時間までに業務が終われない	課題 例）攻撃的な態度をしている 例）上から目線で話す 例）効果的な支援方法（理論）が活用できていない	課題 例）業務のあと振り返りの時間がない
知識（学力、記憶力など）	技術（不器用さ、要領のよさなど）	態度（意欲、ふるまいなど）
課題 例）新しい技術の手順を覚えられていない	課題 例）手先が不器用	課題 例）失敗したことをすぐに伝えない

　使い方は簡単です。3軸と知識、技術、態度の課題を書き出すだけです。単純ですが、書き出す過程でさまざまな面を振り返ることができ、アウトプットすることで課題が明確になります。

　また、これは課題を捉えるだけでなく、下のようにそれぞれの強みを見つけることにも使えます。簡単に使えるものですので、ぜひ活用してください。

学習者（新人看護師）	教育者（指導者、管理者、スタッフ）	システム（職場環境、教育システム）
課題 例）自分の仕事は最後までやり遂げる	課題 例）教育に関して熱意がある	課題 例）直接、看護部に交渉する機会がある
知識（学力、記憶力など）	技術（不器用さ、要領のよさなど）	態度（意欲、ふるまいなど）
課題 例）大学での試験はよかった（らしい）	課題 例）患者さんとのコミュニケーションはできている	課題 例）新しいことにチャレンジしようとする

4) 新人・学習者の行動を3タイプに分けて考える

　子育てをする人を対象とした、子どもの行動変容を目的として、養育者が適切な関わりができるよう支援されたペアレント・トレーニングという心理療法プログラムがあります。直接に子どもを変えるのではなく、養育者が関わり方を変えることで行動を変容させようとする考え方は、ここまで解説してきた対応が難しい新人や学習者への関わり方に共通するものです。

　ペアレント・トレーニングの考え方を応用して作成したのが、行動を「できていること」「ときどきできること」「できないこと」の3タイプに分けて検討するシートです。

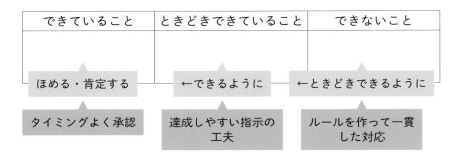

　「できないこと」に関しては、それは本当に、今、できないといけないことかを吟味する必要があります。優先順位をつけることが大切です。また、できない理由に、私たち指導者側のあいまいな指示が原因になっていることもあります。発達障害を抱える人は、抽象的なことや空気や前後の文脈を読むことが苦手です。たとえば「昨日と同じでいいよ」などと言われると、「えっ、昨日って…？」となりがちです。また、「テープを切って」と頼まれると、具体的に○センチにテープを切ってと伝えないとわからないことがあります。「だいたい」「適当に」「いつもどおり」などのあいまいな言葉は使わないというルールを作って、その対応を一貫して続けます。

　「ときどきできること」は、背景にある状況を観察することがポイントとなります。できるときとできないときの違いはどこか、を探します。理由となっているのは、指導者の言い方だったりします。威圧するように感じる場合

はできなくなり、安心させるような接し方だとできることがしばしばあります。心理的安全性の大切さが確認できる理由です。あの人だとできないけれど、この人だとできるということも珍しくありません。これも同様に、心理的安全性の違いによるものです。背景理由を把握し、できるような環境を整えてあげてください。

そして、「できていること」に関しては、どんどん承認していきましょう。「すごいね」「さすがだね」など、タイミングよく承認する言葉をかけます。そうすると、自分はこれができるんだという気持ちが強みになり、アイデンティティの形成の1つの軸となります。

新人は、理想に燃えて入職してきます。一方、学生時代には、患者によりそうことの大切さを強調して教えられたはずが、実際の看護現場は忙しく、理想的なケアが実現できていないことは珍しくありません。そのうえ、技術の習得は今ひとつという新人は、先輩からもできない新人とレッテルを貼られ、「なんのために看護師になったんだろう…」とアイデンティティの喪失に襲われることがあります。そのような際に、アイデンティティの喪失を防ぐのに役立つのが、なにかしらの強みを持つことです。アイデンティティとは、「自分は何者か」と言い換えられます。強みを手がかりとして、自分はこれができる看護師だという軸を持つことができるのです。

タイミングを逃さずどんどん承認をして、強みを作るサポートをしていきましょう。どんどん承認をしていくと自信がつき、安全基地——心理的安全性——も広がっていきます。そうすると、不思議なことに周囲の接し方も好意的なものへと変わっていきます。すると、ときどきできていたことが、できることへとシフトチェンジしていきます。

この方法は個人的にも効果が大きいと感じていますので、ぜひ実行してみてください。シートを見てわかるように細かい分析もなく単純で、時間のないなかでも簡単にできます。お勧めの方法です。

■引用参考文献
1）川上ちひろ、西城卓也、藤崎和彦、鈴木康之. 問題をもつ学習者の"問題"とは何か. 医学教育. 46（4）. 2015, 365—371.
2）鴨下賢一. 発達が気になる子へのソーシャルスキルの教え方. 中央法規出版. 2013,

8-15.

鴨下賢一. 発達が気になる子へのソーシャルスキルの教え方. 中央法規出版. 2013, 8-15.

3) 川上ちひろほか. 問題をもつ学習者の"問題"とは何か：系統的文献検索. 医学教育. 46 (4), 2015, 365-371. ／Steinert Y. The "problem" learner：Whose problem is it? AMEE Guide No. 76. Medical Teach 2013; 35: e1035-e1045.

4) e-nus 看護セミナー：新井英靖. 学級づくり・学校づくりの重要性セミナー資料より

5) e-nus 看護セミナー：川上ちひろ・内藤知佐子. 対応が難しいスタッフへの管理・教育的支援セミナー資料より

なぜ力が
積み上がらないのか

なぜ力が積み上がらないのか

1 │ 不足しているのはなに？

　日々経験を重ね、先輩に学び、研修にも参加する——多くの新人や学習者はこのように業務に向き合っていますが、努力に比例するような実力が積み上がっていかないことも珍しくありません。

　何かが不足しているわけですが、それはなんでしょうか？　その正体を見ていきましょう。予想される原因は多くあります。例えば、知識・技術・態度、あるいは経験（実践・練習）——単に足りないときもあれば、学校で教わったことにこだわっている、あるいは中堅・ベテランになると経験が邪魔をすることもあります——、判断力（余裕があれば判断できるが、瞬時の判断が苦手）、自分を評価する力（自己評価が高すぎたり・低すぎたりで偏ってしまう）、コミュニケーション力、自信（できる力はあるのにおどおどして失敗してしまう・怖くて新たなことに挑戦できない、逆に過剰な自信から勝手に物事を進める）、安全基地（心理的安全性が担保されていないためにパフォーマンスが落ちる）、などなど…。

　特に安全基地——ここまで何度か述べたように、心理的安全性は最も重要です。ベテランの方ならば、慣れ親しんだ病院から新しい職場に移った途端に自分のパフォーマンスが落ちたという経験をしたことがあるのではないでしょうか？　これは心理的安全性が担保されなくなったためです。転職したことがない方でも、入職直後のことを思い出せば、学校でできていたことが緊張からうまくできなかった経験があるのではないでしょうか。

1）不安が心理的安全性を脅かす

　心理的安全性はとても重要な概念です。レッスン2では出会いの場面での心理的安全性について述べましたが、ここでは、もう少し掘り下げて解説し

ます。端的に言えば、「他者の反応に怯えたり羞恥心を感じることなく、自然体の自分をさらけ出すことのできる環境や雰囲気のこと」であり、安全基地という表現をすることもあります。

　この心理的安全性を脅かすのが以下の4つです（表7-1）[1]。レッスン2で紹介しましたが、あらためて表に整理します。

表 7-1　心理的安全性を脅かす 4 つの不安

・無知だと思われる不安
・無能だと思われる不安
・邪魔だと思われる不安
・批判的と思われるのではないかという不安

　具体的な言葉にすると、「こんなことも知らないの？」「こんなこともできないの？」「使えない」「何を言ってるの？」という感じです。自分に向けられたらと考えると、なかなか強烈です。こうした言葉にさらされると思うと、萎縮してしまうのも無理はありません。特に新人ではなおさらです。

▶▶ 承認で信頼関係を構築

　指導者は心理的安全性を大切にし、学習者に対して担保する必要があります。そのためには信頼関係を構築する必要があります。信頼関係の構築となると仰々しいイメージですが、ごく当たり前の行動で作ることができます。そうした行動の裏にあるのが「承認する」という気持ちです。

　承認につながる行為はさまざまありますが、たとえば以下のようなことです。

感謝する　お礼を言う　挨拶をする　名前で呼ぶ　仕事を任せる　役割を与える
目を見て話す　変化に気づいて伝える　過去の話を覚えている　その人の家族を気遣う

　一見、ふつうに行っていることのように思えますが、新人の場合、たとえば「人に紹介する」のは、病棟の看護職には紹介をしても、他の職種への紹介はできているでしょうか？　チーム医療の時代です。医療職だけでなく、掃除をしてくれる方々もチームの一員と考えることもできます（看護師がいないところでの患者の様子を教えてくれたりします）。仕事を任せる、役割を与える──新人ならば任せられるとうれしいものです。逆に、「なにか手伝うことはありませんか」と先輩に手伝いを申し出たのに、「いいから自分の仕事をして」などと断られるのは大ショックです。特に悪意があるわけではなく、忙しくてついあしらってしまっただけなのでしょうが、こうした言葉は萎縮させてしまうので気をつけてほしいところです。

　とはいえ、忙しいときに任せるための仕事を考えるのはストレスです。事前に任せられることを考えておくと承認につながる対応をすることが容易になります。特に指導者であれば、こうした小さな準備も行ってください。ワゴンにぶら下げているゴミ袋を捨ててもらう程度のお願いでも構いません。ちょっとしたことでも役に立てたのがうれしいのです。そして、職場で役に立てたという思いは職業継続意欲の向上にもつながります。離職防止にも役立ち、一挙両得です。ぜひ実践してみてください。

　上記で並べた承認行動で最も大切なものはどれだと思いますか？　それは、「感謝する」「お礼を言う」です。みなさんは、「ありがとう」という言葉を職場でどのくらい発しているでしょうか？　お礼は言うのは当然と思われるでしょうが、当たり前を当たり前と受け取っていると、いつしかお礼の言葉が出なくなってくるものです。かならず、お礼を言うようにしましょう。たとえば、新人が出勤してきたら、「おはよう！　今日も元気に出勤してくれてありがとうね。一日一緒にがんばろう」ぐらいの言葉をかけてもいいと思います。新人が出勤してくれないと、私たち指導者はなにもできないのですから。

▷▷ 非協力的な人たちを変える関わり
　ところで、新人は職場の全員で育てるべしという意味合いのことが新人看

護職員研修ガイドラインで謳われているにもかかわらず、残念ながら、非協力的な人はどこにでもいるものです。協力的な人が少ないと、プリセプターに全部お任せとなってしまい、心理的安全性の担保は難しくなります。

　指導係が協力を呼びかけても誰も動いてくれないことがありますが、こうしたときこそ管理職の出番です。非協力的な人たちは、それぞれ看護師としての強みをもっているはずです。たとえば末梢血管確保が上手、あるいは採血が上手であれば、「どうすればうまくできるのか指導してほしい」と具体的なミッションをお願いします。そしてこれは、その人たちに対する承認にもなります。承認行動はコーチングの世界では、プラスのストローク（相手の価値を認める働きかけ）とも呼ばれ、心のなかにストロークが蓄積（ストロークバンク）されると、他者に対してストロークを与えるようになります。非協力的な人たちを承認していくことが、まわりまわって新人に対する承認にもつながっていくのです。

　新人だけを大事にしても、職場はうまくまわりません。まず、今いるスタッフ、仲間を大事にしましょう。そうすると、非協力的な人たちも徐々に変わっていきます。職場には、そうした構造もあることを知っておいてください。

2）教えがいがない人への対処

　指導者からは、たまに「教えがいがない」という言葉を聞くことがあります。教えがいがないとは、どのような人なのでしょう。いろいろな例が挙がってきそうですが、概ね次のような人に苦労することが多いようです[2]。

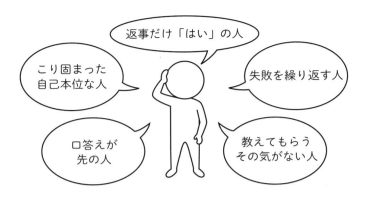

　こうした人にはどう対処すべきでしょうか？　反応が薄く"打っても響かない"タイプは、とっかかりがわかりにくく、指導側のモチベーションも下がりがちなのが難しいところですが、粘り強く、それぞれ下のような対応を続けることが結果につながるように思います。放りだしたらそこで終わりです。じっくりつきあう姿勢で向き合っていきましょう。

> 返事だけ「はい」の人→やることを書き出す。何がわかったか言ってもらう
> 失敗を繰り返す人→振り返り。3回は成功するまで練習
> 教えてもらう気がない人→興味がある分野からアプローチ
> 凝り固まった自己本位な人→やらせてみる。できない部分は手本を見せ、サポートする
> 口答えが先の人→とことん"聞く"。できたことは小さなことでも承認

3）「何がわからないか」が、わからない人への対応

　もう一つ、指導側が困ることが多いのが、「何がわからないか」がわからない人です。困った経験をもつ人も少なくないのではないでしょうか。
　私の研修では、次のような事例を上げて対応法を伝えています。

あなたが担当している新人のＡさんには、今日、0から9までの数字を覚えてもらいました。「なにかわからないことはないですか」と聞くと、「大丈夫です」と返答がありますが、表情を見ると、とても大丈夫とは思えません。このようなとき、あなたならどのようにＡさんに関わりますか？

ベストの対応は、「今日はどんなことを学んだか教えてくれますか？」と本人に尋ねることです。Ａさんの頭のなかでは、おそらく今日学んだ数字が下のように順番も重要度もなく、脈絡のないままにバラバラと存在しているはずです。抜け落ちている数字もあるでしょう。

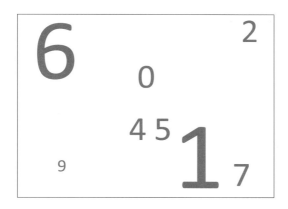

この状態では、「わからないことは？」と聞かれても、答えられなくて当然でしょう。しかし、「何を学んだの？」と尋ねると、順序だってはいないでしょうが「今日は、6と1と4、5と……2？」などと印象に残っている順に上げてくれるはずです。

バラバラと答えてくれた数字は、本来であれば、0123456789のように並ぶものです。Ａさんの答えと照らし合わせると、大小の概念はなく、1、6が印象に強く残っており、また、4、5が連続するものであることはわかっているようです。一方、3、8は記憶に残っておらず、9についてはあやふやなようです。

Aさんに尋ねることによって、学んだことがAさんの頭にどのように存在していることがわかるわけです。このように、「何がわからないか」がわかっていない人には、まず教えたことをどう受け取っているかを確認し、その上で、たとえばこの場合であれば、順番に並んでいることや、抜けている部分があることなどをあらためて伝えていきます。

4）自信がない人への対応

　最近相談されることが増えてきているのが、「自信のない新人が多い」ということです。あらためて、では自信とはなんぞやと考えると意外と曖昧です。さまざまな定義があると思いますが、個人的には「どんなときも自分を信じる力」がしっくりきます。自分を信じる力の源泉となるのが、「自分の価値はなんぞや」「自分の能力はなんぞや」ということです。

　4月に入職して以来、ダメ出しをされ続け、ほかの人と比べられたりが続いてくると、「自分は何者なのか」がわからなくなってきます。価値も能力も強みもわからなくなる、いわゆるアイデンティティを喪失した状態です。アイデンティティの喪失と対応法については p35 を参照してください。

▷▷ リアリティショックへの対処

　リアリティショックとは、一言で表せば「理想と現実とのギャップに悩むこと」です。新人は多かれ少なかれ、初めての職場でとまどいを覚えるものですが、理想と現実のミスマッチが大きすぎると、早期退職にもつながりかねません。

　リアリティショックを和らげるのに役立つのが、職場環境です。職場になじめるように、初期からの職場適応を意識して取り組んでください。特に、下のような事柄は好影響を与えます。

良好な人間関係
居場所があると感じられる
親身に相談に乗ってくれる先輩看護師の存在
新人バッジを活用した支援が得られやすい環境づくり

チームの一員であることを実感できる

コミュニケーションのトレーニング（リアリティショックを受けやすい
人はアサーション※が苦手［聞きにくさや表現の苦手さが背景にある］）

※アサーションとは、相手を尊重しながら自己主張をするためのコミュニケーション
　スキル。対人関係を円滑にするスキルとされる。

　これらのなかでもまず大事なのが「良好な人間関係」です。一人でもいいので、この人なら話せるという存在があると安心感が全然違います。そして、リアリティショックを受けやすい人はアサーションが苦手な傾向があるようです。言いたいことを押し殺してストレスをためていくので、職場の先輩たちから話しかけるような気遣いをしてほしいと思います。先輩、あるいは指導者でも「新人から声をかけるべき」とのべき論をもっている人も少なくありませんが、「あなたから声をかけるようにしてください」と伝えています。

　また、計画するスキルをトレーニングすることもリアリティショックへの対処法として効果的です。計画を立てたり、リスケジュールをする力が弱いため、起こりうることの予測や、状況に応じた判断や技術を選択できるように導きます。

大切な朝の打ち合わせ

　指導法としては、新人との朝の打ち合わせ時に「どうやって私（指導者）が情報収集をしているか」を伝えます。出勤してPCを立ち上げてログインし、その後、どこからチェックしていくかは人によってそれぞれですが、まずは、自分（指導者）がルーチンとしているチェックの順序、情報収集の方法を教えてあげてください。短時間で患者情報を集約する技を具体的に伝えてほしいのです。そうしたお手本がないと、やみくもに情報を転記しようとするため単なるルーチン作業に膨大な時間を費やしてしまったりします。

　情報収集ができたら、患者像のイメージを共有します。その後、どこを見るのかという看護のポイントも共有します。たとえば、酸素吸入中の患者であれば、サチュレーションを96％以下には落とさないといったように、観察のポイントがいくつかあるはずです。これを朝の打ち合わせで伝えます。

　もう1つ、行動計画も重要です。1日の流れは、当然伝えているでしょう

が、そこで終わってはあまり意味がありません。病室を訪ねる際は、目的、確認事項などの狙いがあるはずです。それらを具体的に伝えます。

　さらに、ハプニングの予測も欠かせません。みなさん「今日、この患者さんにはこんなことが起こるかも……」という予測を立てているはずです。能力が高い看護師ほど、いろいろな予測を立て、なにが起きても対処できるよう備えているものです。新人には、もちろんこんなことはできません。訪室して点滴が抜けていたら、医療材料がないのでナースステーションに慌てて戻り、戻ったところでナースコールが鳴り、取らないと先輩に怒られるという意識が働いて、ナースコールに対応しているうちに時間がずいぶん経ってしまっているなんてことも珍しくありません。そして点滴が抜けたまま放置されている患者さんを先輩が見つけ、怒られるまでがセットになっていたりします。

　患者に迷惑をかけるし、怒られるしで、当然、本人は自信をなくしてしまいます。朝のうちに、「今日はもしかしたら、こんなことが起きるかもしれない。その際は、こんな対応をお願いします」と打ち合わせをしておくと、もしなにかが起こっても想定内の出来事になります。

　ちょっとしたことですが、こうした朝からの準備も大切なことなのです。

5）自信を育てる

　ここまで積み上がらない原因についてお話ししてきましたが、大本には自信のなさがあることが理解できたと思います。では、逆に自信を育てるには、どうすればいいのでしょうか？　1つの方法が自己効力感を高めることです。

　自己効力感とは、行動や成果を求められる状況下において、「自分は必要な行動をとって、結果を出せる、自分ならできる」と考えられる力のことです。下のような経験を重ねることで、自己効力感は醸成されると言われています（表7-2）。

> # 表 7-2　自己効力感を高める方法
>
> ・達成経験：成功体験により達成感を得る
> ・代理経験：他者が課題を遂行する行為を観察する（自分にもで
> 　　　　　　きそう）
> ・言語的説明：自己教示や他者からの説得的暗示
> 　　　　　　　→自分自身で「自分ならできる」と言ってもらう
> 　　　　　　　→他者から「あなたならできる」と言ってもらう
> ・生理学的状態：脈拍など生理的な変化を経験する
> ・制御体験：思考プロセスが行動をコントロールし行動達成がで
> 　　　　　　きる

　もう１つ、自信のない新人にありがちなのが、心配事があるとぐるぐると思考が渦を巻いてしまい、心が迷走することです。こうした迷走しがちな心の抑制に役立つのが、近年、話題になることが多いマインドフルネスです。

　マインドフルネスは、「今、この瞬間に心を向ける」もので、自分の心のなかを観察する瞑想法です。マインドフルネスについて述べるだけで本一冊以上の分量になってしまうため、残念ですが、ここでは割愛します。さまざまな成書がありますので、そちらをご覧ください。

▷ セルフモニタリング

　マインドフルネスについては紙幅の限界もあって単なるご紹介にとどまってしまいましたが、マインドフルネスが心がぐるぐるとしがちな新人に役立つのは、セルフモニタリングという要素が大きいのだと思います。

　セルフモニタリングとは認知行動療法の１つで、言葉のとおり、自分の行動や思考、感情を自ら観察することです。

　まず、自分の状況を認知し、自分がどんな感情を抱いているのかを捉えます。そして、その感情を大きくしないための行動を取ります。

　また、自分がストレスフルな状況に陥ると、自分がどんな感情を抱くか、どんな身体反応を示すかを、常日頃からモニタリングします。そうした状況になったと認知したら、前述のように、適切な状態に戻るよう行動します。

▷▷ 楽観性をもつ

　なかには、慌てている状態で自分を冷静に眺めることなんかできないという人もいるでしょう。そんな人に心がけて欲しいのが、楽観性をもつことです。

　たとえば、病院の人間関係を辛く感じているとすれば、「病院を出れば、どんなに偉い人だって、ただの人」と思う。あるいは、自分に自信がもてないとすれば、「自信なんてなくてもなんとかなる」と考える。どうしても溶け込めない場所があるなら、わかりあえない人のことは、チベットスナギツネだと思ってみる、といった具合です。このあたりのことは、『多分そいつ、今ごろパフェとか食ってるよ。』（Jam 著、サンクチュアリ出版）に詳しいので、一読をおすすめします。

　私も、かつて研修のなかで「自信をもちましょう」と教えていました。が、あるときアンケートに「自信をもてと言われても、どうしても自分に自信がもてませんがどうすれば……」という回答が寄せられました。たしかに、自信は一朝一夕にはつかないでしょう。その人に伝えたのは、「とにかく目の前の業務に真摯に取り組んでください。そうしてしばらく経って振り返ったら、あなたがコツコツと取り組んできた道がみえるはずです。それは誰も否定できないあなたの実績です。それがあなたに自信をもたらしてくれるはずです。まず、できることにしっかりと向き合っていきましょう」ということです。近道とは言えませんが、愚直に業務に取り組むことは、たしかな自信をもたらしてくれる方法だと考えています。

▷▷ 自分を信じているとチャレンジできる

　ところで、なぜ自信が必要なのでしょう。それは、自分を信じている人と信じていない人には、次のような違いがあるからです。

〈自分を信じている人〉

・失敗しても前向きに考えられる

・新しいことにチャレンジできる

・困ったときも、自分で考えて決められる

〈自分を信じていない人〉

・失敗から立ち直れない

・新しいことにチャレンジすることが難しい

・困ったときに人に頼ってしまい、自分では決められない

　アドラーの心理学にもつながりますが、人は目的のために原因を使います（p125）。極端に言えば、不幸な人はいなくて、心のどこかで不幸になりたい人がいるのです。同情して優しくしてほしい、かわいそうな私に気を遣ってちやほやしてほしい、そういう目的がどこかに潜んでいることもあります。失敗から立ち直れない人には、こうした気持ちがあるのかもしれません。

　自分を信じている人と信じていない人、どちらになりたいかと問うのは、まさに愚問でしょう。ぜひ、自分を信じている人になれるよう、新人を導いてほしいと思います。

　いきなりできる人になるのは不可能に近いですし、やっぱり自分を信じられないという人もいるでしょう。失敗をしても過度に凹む必要はなく、それは成功への近道と捉えるよう伝えましょう。長年、指導者として新人を見ていますが、早い段階で失敗した人のほうが成長が早いものです。最近の若い人たちには、「失敗をしたくない」という気持ちが目立つように感じていますが、「どんどん先に失敗したほうがお得だよ」と伝えています。実際、失敗からは自分の傾向が見えてきます。失敗できるのは新人の特権とも言えます。過度に失敗を恐れることなく、尻込みせずにチャレンジできるような指導が、私たちに求められていると言えるでしょう。

▷▷ 自信を育てる3つのこと

　ここまでいろいろとお伝えしてきましたが、自信を育てる秘訣は次の3つにあるのではないかと考えています。

・自分の本当の気持ちを大切にする

・本当はどうしたいのかを自分で考えて決める

・決めたことを実行する

2番目の「本当はどうしたいか」、これがわかっていない人はとても多いように思います。どうしたいかわかっている人は、そこに向かっていけばいいだけなので行動できてしまいます。ですが、特にアイデンティティを喪失している状態などの場合は、なにをしたいのかがわからず、「言ってくれたことをします」と指導者に伝えてきたりします。

　しかし、自分で決めたことを実行し、それが成功につながるという経験は自信を培うのに欠かせません。心理的リアクタンス（p54）でも説明しましたが、本来、人間には自分で決めたい欲求があります。したいことをゼロから考えるのが難しい状態であれば、A、B、Cと選択肢から選ばせ、選んだことが成功するようサポートするような関わりをすることで、自分が選んだのと近い状況を作ることができます。自信をもてるよう支えるのは、指導者の大切な役割の1つです。

2　プロセスレコードによる振り返り

　プロセスレコード（逐語録）をご存じの方は多いでしょう。古典的とも言える記録手法です。私は、これをコーチングの研修や指導者の育成研修で活用しています。書き出してみると、自分の癖が見えてきたり、改善すべき点を客観的に捉えることができます。

　指導がうまくいかなくて悩んでいるときは、日記感覚で十分ですので、プロセスレコードを書き出して、振り返ってみるのもいいでしょう。

　もちろん、新人が自分を振り返るためのツールとしても使えます。患者さんとのやりとりでうまくいかなかったシーンなどを、思い出しながら書いてもらうと課題が見えてきたりします。ただ、大きな欠点が一つあり、それは時間がかかることです。新人はただでさえ多くの宿題が課せられているでしょうから、その上にプロセスレコードを書くとなると、相当な負担となってしまいます。

　同様の振り返りの効果を口頭で得られるのが、p27で紹介した8つの問いです。レッスン4でも相手の立場に立って物事を捉えやすくする質問法として紹介しましたが、振り返る方法としても優れているため、少し形を変えて

あらためて整理して掲載します（表 7-3）。

表 7-3　8 つの問い

1、あなたはなにをしたかったのか？
2、あなたはなにをしたのか？
3、あなたはなにを考えていたのか？
4、あなたはどう感じたのか？
5、相手はなにをしたかったのか？
6、相手はなにをしたのか？
7、相手はなにを考えていたのか？
8、相手はどう感じたのか？

文献 3 を元に筆者作成

　行動には、表面には表れない思考や感情などが潜んでいます。それを発見するのがプロセスレコードのもつ効果ですが、書いている余裕がない場合など、この質問によって行動を振り返ることができますので、試してみてください。

　どちらで振り返るにせよ、適切に関われなかった場合には、自分の思考や感情、望みが大きく影響していることが多いものです。アウトプットして冷静に振り返ってみると、原因が見えてきます。同時に、自分の看護観なども見えてきますので、指導者の方も試してみると新たな発見があるかもしれません。

■引用参考文献
1) 石井遼介. 心理的安全性のつくりかた「心理的安全性」が困難を乗り越えるチームに変える. 日本能率協会マネジメントセンター. 2020. 336.
2) 葛田一雄. 看護主任・リーダーのための「教える技術」. ぱる出版. 2017. 208.
3) コルトハーヘン編、武田信子ほか訳. 教師教育学　理論と実践をつなぐリアリスティック・アプローチ. 学文社. 2012. 179.

指導における
本当の敵

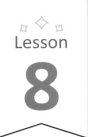

指導における
本当の敵

1 本当の敵と対峙する

　4月の新人の入職から約半年、10月ぐらいになると指導者もだいぶ疲れが溜まってきます。この頃はストレスもピークです。なぜかというと、指導法を教わりながら、あの手この手で導こうとしてもなかなかうまくいかない新人がいたり、そしてさらにうるさがたタイプの先輩の存在があります。

　ここでの対峙には、退治の意味も込めています。本当の敵に対峙し、そして退治するコツを紹介します。

1）困難を妖怪化する

　指導対象の新人、周囲で口だけはさんでくる先輩などなど——教えることにはさまざまな困難が存在し、心が折れそうになることも珍しくありません。指導者を対象にした研修で「思うように育たない新人、口ばっかりの先輩。みなさん、現場で困らせられていませんか？」と問いかけると、しきりにうなずく方々が目立つ時期です。そんなとき、困りごとを妖怪に喩え、「妖怪への対峙（退治）方法を考えよう」と題し、自分が直面している困難を妖怪として擬人化（？）して描いてもらいます。

　見えないものに対しては対処しにくいため、心理的につらい状況になりやすいものです。ですので、見えないものを妖怪として描くことで顕在化するのです。具体的には、以下の3点を踏まえて、困難を妖怪化してもらいます。
①妖怪を絵に描く
②妖怪名をつける
③特徴を考える
　いくつか、実際に描いてもらった妖怪の例を紹介します。

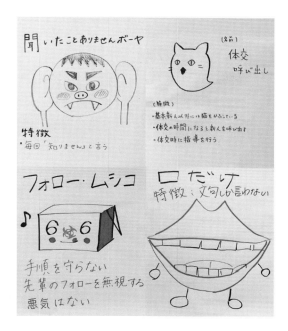

溜まっているストレスが伝わってくる妖怪ばかりです。とても盛り上がりますが、大事なのは、ただの愚痴大会・悪口大会にしないことです。それには "笑える要素を入れる" ことが大事です。ユーモアを交えることで、ポジティブに対処する気持ちが生まれやすくなります。

2) 妖怪への対峙方法を考える

研修の場では、各自が描いた妖怪に対して、ほかの参加者に対峙（退治）方法を考えてもらいます。グループワークで行うよりも、広く参加者に対して対処方を出してもらう方がいろいろな意見を聞くことができます。

もちろん対処方は個々で異なるものですが、「手強いと感じる人」たちへの基本的攻略法として次のような対処法お伝えしています。

表 8-1　手強いと感じる人の背景にあるものと対処法

背景要因	特徴・対処法
余裕がない	余裕があるときはよいが、余裕がなくなるとテンパる。業務量を調整する。新人指導に関しては、その日にお願いしたい内容を伝えておく
精神的な未熟さ	新人であれば、「しっかりして」「ちゃんとして」では通じないので、なにをどうすべきなのかを具体的に伝える。機嫌がコロコロ変わる先輩であれば、寄り添うことがポイント。放っておかずに「体調が悪いのですか？」など気遣う
妥協を許さない	妥協をしない、こだわりが強く、業務にストイック
できる看護師	正論でくるため、反論が難しい
過去の経験	急変時などにビシッと対処してくれたり、厳しいお小言の多い人。新人をやりこめて追い詰めたりすることも
オーラがある	話しかけないでオーラ、今日は定時で帰りますオーラをまとっている
見た目	見た目がこわい

　表 8-1 の色がついてない欄のタイプは私たちの力では変えられない方々です。なんとか変えようとしても時間の無駄になることも多いので、そういう人としてつきあっていくしかありません。対応すべきは、色の着いた上 2 つ＋薄い色です。妥協を許さないが薄い色となっているのは、半分 OK で半分 NG ということです。妥協を許しはじめると、看護の質は落ちてしまいます。生命にかかわる仕事ですから、これはまさに致命的です。必要な妥協かを見極めることが必要です。看護の質を担保するのに欠かせないことであれば妥協しないのが正しいでしょう。しかし、単なるマイルールへのこだわりで、チームを乱すようなものであれば対処する必要があります。

　一般に看護師は、積み重ねてきた経験に裏打ちされて現在の自分があります。過去に自負があるので、それを否定されると怒ることもめずらしくあり

ません。そのため、相手の過去の経験を大切にすることが重要です。そのために、次のような関わり方が基本姿勢となります。

> 過去の経験を大切にする
> 感謝する・相談する・頼る・承認する
> 味方につける・伝えるときはI（アイ）メッセージで

　相手は先輩ですから、指示や命令では動きません。たとえば、「頼る」を次のように活用したりします。

　「友人の病棟でベテランの看護師が新人教育に非協力的で困っているらしいんです。どうアプローチすれば協力してもらえるかアドバイスをいただけませんか？」などと、自病棟の非協力的なベテラン看護師に相談します。人間の心理として、自分が発した言葉が正しくあってほしい・成功してほしいという気持ちが生まれるものです。あえて、当の非協力的な人物に対処法を語らせることで、巻き込んでいきます。

　さて、レッスン1で指導の三要素として、「きく・みる・つたえる」を挙げましたが、こうした場面でも使えるものです。関わり方の基本姿勢に、以下のように「きく・みる・つたえる」をプラスします。

> きく…相手がどこに価値をおいているのかに着目します。例えば、現代社会では、定時に帰ることに価値をおいている人も珍しくありません。こうした価値を脅かさないことが大切です。定時に帰れる範囲で新人教育に協力してもらう形でアプローチします。
> みる…本人も気づいていないような強みを、きちんと承認することが大事。例えば、新人の指導についてくれた際に、新人を前に先輩の強みを伝えます。「今日教えてくれる○○先輩は、患者さんへの声かけがとてもうまくて、私も新人のときに学ばせてもらったので、しっかりと見ておいて」といったように話します。こう話すことで、自分が新人に何を教えることが求められているかも理解してもらえます。
> つたえる…承認、存在意義、価値付け（その人が部署にいる意味）がポ

イントです。現場では、ちょっとめんどうな人がいると役割を与えなかったり、関わらせないということが見受けられます。そうではなく、相手の強みを活かせるような場面を意図的に作り出し、自分の所属する部署の役に立っているという組織貢献の喜びを感じてもらい、チームの一員となるようにしてほしいところです。

3) NO と言わせない 5 つのステップ

プリセプターや新人の指導にあたっている人は、上からの指示と下からの意見の間でサンドイッチ状態になることもめずらしくありません。そんなときに役立つのが交渉術です。世にはさまざまな交渉術がありますが、ここでは NO と言わせないための 5 つのステップ（表 8-2）を紹介します。

表 8-2　NO と言わせない 5 つのステップ

ステップ①	相手の態度にいちいち反応しない
ステップ②	交渉相手の武装を解除する
ステップ③	ゲームのやり方を変える（双方の利益を合致させる方向に動く）
ステップ④	交渉相手が YES と言いやすいように話を進める
ステップ⑤	交渉相手が NO と言い難くなるように話を進める

文献1をもとに筆者作成

①は、相手の態度に対して怖がったり、怒ったりしないということです。②は、例えばお願いごとにいくと、相手が察して構えたりすることがあります。構えられると、曲解につながったりします。そのためには武装を解除する必要がありますが、これは相手が抱えているもの（悩み、困りごと）を受け取ることで実現できます。「最近、どうですか？　なるほど、大変ですよね」などと悩みに耳を傾け、「この程度ならお手伝いできそうなので、私のほうでやりましょうか？」などと困りごとを受けるなどすると、こちらの言葉が届きやすくなります。③は、強硬に態度でごり押しすると、交渉は決裂しがち

です。お互いにとって Win-Win になるよう、ときには動きを変え、いつもと違うアプローチを取ることも大切です。④は、心理学のテクニックとして知られていますが、相手が「はい」と言うようなメッセージを先に投げかけることです。たとえば、「これは患者のためです」と言われれば断りにくくなります。あるいは、普段から相手に恩を売っておくと NO と言いにくくなるでしょう。これは普段の接し方が物を言います。リハビリの医師が病棟に来たとします。「あ、来たんだな」と横目で見て話しかけないようではダメです。「○○先生、お疲れ様です。A さんの診察ですね」と日頃から大切な人として接していれば、お願いごとがあれば快く引き受けます。こうした関係性を構築しておけば、なにかお願いする場合は、「○○さんのお願いだから」と受けてくれるものです。ぜひ、日頃の関係性を大切にしてください。

2 　交渉術を学ぶ

1）交渉のための知識①　アサーション

　アサーションとは、相手を尊重しながら自分の考え、気持ちなどを伝えるコミュニケーションの方法です。自分も相手も大切にし、自分の意見や考え、気持ちを、その場にふさわしい方法で表現します。自分を後回しにしないのが、アサーションの特徴です。レッスン1で自分のタイプを知ろうとチェックリストと共に紹介しましたが、記憶に残っていますでしょうか。

　自己表現・自己主張の方法と言えるアサーションは、大きく、次の3つのタイプに分けることができましたね（表8-3）。交渉には、まず自分を知ることが大切ですので、あらためて整理します。自分のタイプがわからない場合は、p18 のチェックリストを試してください。

　ドラえもんのキャラクターになぞらえて、ノンアサーティブ＝のび太タイプ、アサーティブ＝しずかちゃんタイプ、アグレッシブ＝ジャイアンタイプなどと言われたりします。非常にわかりやすい喩えです。

　一般的に、看護師にはノンアサーティブタイプが多いと言われます。ですが、職位があがっていくと、しずかちゃん、アサーティブタイプが増えてきます。副看護部長や看護部長クラスを対象の研修を行うと、参加者がしずか

表 8-3　アサーションの 3 つのタイプ

ノンアサーティブ	自分よりも相手を優先。自己主張が苦手で、言い訳が多く、あいまいでぼやかした言い方をしがち。
アサーティブ	自分の意見も主張しながら、相手の意見も尊重する、理想的なバランス型。
アグレッシブ	相手より優位に立とうとする傾向があり、相手の意見を聞かず、自分の主張・価値観を押しつける。

ちゃんだらけになります。

　看護師は、患者さんのためにという奉仕の精神が強い傾向があるため、自分の気持ちは後回しにしがちですのでノンアサーティブタイプが多くなるのだろうと思いますが、チェックリストで行ってもらうと、アグレッシブタイプの看護師も存在します。興味深いのが、チェックリストの結果はジャイアンタイプと出るのに、現場ではのび太タイプの振る舞いをする人がいることです。このタイプの人は無意識にストレスを溜めているため、上手にストレスコントロールを行わないと破綻する可能性が強いです。

　まずは、自分のタイプを把握することが大切です。そして、言いにくいことを言いやすくする技、DESC を紹介しますので、これを参考に自分の主張を押し殺してストレスため込まないよう注意しましょう（表 8-4）。

　DESC で最も大切なのが C です。リーダーシップ研修でも、この技を取り入れていますが、そこでは定期処方を出してくれないドクターへの折衝を例に使っています。定期処方をお願いしたところ、「忙しくてムリ」と言われたら、No の場合の対処で「わかりました。では、先生の上級医の○○先生に処方をお願いしておきます」などと返します。すると、上級医にお願いされては本人は困ってしまいますから処方を出してくれます。このように、No となった場合の次の一手を準備することが重要です。

2）交渉のための知識②　ZOPA と BANTA

　交渉に際しては目標を設定することが重要です。その際に役立つのが ZOPA という考え方です。

表 8-4　DESC とその例

状況：新人看護師 C さんが疲弊し、体調を崩して休んでしまった。看護師長は、課題量の調節をしようと教育担当に申し出た。

D	Describe（客観的に描写する）これから対応しようとする現在の状況や相手の行動を客観的に描写します。ここでは、自分の感情反応を述べません。事実と自分の感情が混ざらないように注意しましょう。	例：新人看護師の C さんですが、今日は体調を崩して休んでいます。最近、睡眠時間が取れていないようです。
E	Express、Explain、Empathize（表現する、説明する、共感する）描写したことに対して自分の気持ちを表現したり、説明したり、相手の気持ちに共感したことを表します。自分の気持ちを表現しますから、ここでの主語は「私」です。	例：いつも熱意ある新人教育、頼もしく感じています。ありがとう。ただ、少し C さんが疲れ気味だということに、気づけていますか？
S	Specify（具体的な提案をする）相手にどうして欲しいかわかるように、具体的・現実的な解決策、妥協案を提案します。	例：他の先輩からも課題を出されているようです。課題の量を確認し、調整してみましょう。
C	Choose（選択する）相手がイエスのとき、ノーのときにどうするか選択肢を用意します。	例：Yes ／私からも他のスタッフに声をかけ、情報が集まるようにします。No ／とりあえず C さんに与えている課題を、私まで報告してください。

　これは、自分のなかで最高目標と最低目標を設定してから交渉に臨むことで、交渉をスムーズにするものです。ZOPA とは、Zone of Possible Agreement との頭文字で、日本語にすれば合意が可能な範囲ということです。ポイントは双方が合意可能な範囲という点です。

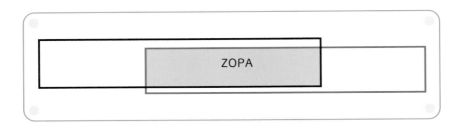

　お互いが Win-Win となるためには、図のように、お互いの ZOPA が重なる部分を探していきます。自分が合意できる範囲はわかりますが、相手の価値観はわかりません。対話を通して、相手の合意可能な範囲を想像しながら交渉を進めて、妥協点を探っていきます。

　もちろん、交渉には決裂する場合もあるでしょう。目標設定と同様に、交渉が決裂した場合にどうするかを決めておくことが大事です。これが BANTA（Best Alternative to Negotiated Agreement）です。

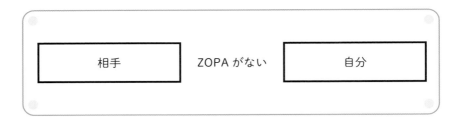

　交渉決裂時の対処、すなわち代替案を持っておくと、次の行動にスムーズに移れます。例えば、自分がポイントカードを集めている店にパソコンを買いに行ったとします。このときポイントはつかないが安く売っている他店の価格を事前に把握しておけば、最高目標は同じ価格でポイントもついて購入することとなり、もしポイント分を考えても他店の方が得ならば、そちらでパソコンを購入することができます。

　そして交渉では、相手の BATNA を捉えることも重要です。合意点が見つからずに決裂しても、相手が次の目標をどこに求めるかがわかれば、再度、

交渉をスタートさせることができるからです。

　看護師は問題解決型志向が多く、その場で解決しようとする傾向があります。しかし、拙速な交渉は、納得のいかない結論となってしまうこともあります。そのため、無理に合意せず、交渉しないという選択肢もあることを念頭に置いてほしいと思います。また、その場で結論を出さなくても問題ない場合も多いはずです。いったんあらためてみることで、場を調整できることも少なくありません。

3）交渉をシミュレーションしてみる

　私の院内研修では、交渉術の座学の後にシミュレーションをしてもらう時間を設けることもあります。

　クリニカルコーチを経験した人にペアになってもらい、準備として、クリニカルコーチの経験を通じてよかったこと、嫌だったこと、面白かったエピソード、経験して初めて気づいたことなどを共有してもらいます。そして、もし来年もクリニカルコーチをお願いされたら、これを容認してもらえるならば引き受けてもいい、という条件を考えてもらいます。その後、準備シートに「よかったこと」「嫌だったこと」「面白エピソード」「経験して初めて気づいたこと」「もしも来年お願いされたら」と、話した内容を文章に整理してもらいます。

　その後、看護師長役とクリニカルコーチ役に分かれて、最高目標、最低目標、BANTA を意識して、交渉をしてもらいます。負担が大きいので、クリニカルコーチを 2 年連続するのは、みな避けたいのですが、教育部門からすると教える側の成長も期待して 2 年連続でお願いしたいところですから、交渉になることもあります。シミュレーションをしてみると、「そう言われたら、次の年も受けてしまうな〜」、という声も聞かれ盛り上がるとともに、交渉にはツボがあることを学んでもらう場となっています。

■引用参考文献
1）ウィリアム・ユーリー.【決定版】ハーバート流 "NO" と言わせない交渉術. 三笠書房.
　　2010, 31-33.

Lesson

9

事例に即して
悩みと対応を考える

Lesson 9

事例に即して
悩みと対応を考える

事例 1　自己評価が高い新人への対応

まずはよいところを承認

　自己評価が高い人も低い人も、背景には自己肯定感の低さがあるとされます。自己肯定感が低いのに自己評価が高いというのは不思議な気がしますが、虚勢を張っていると考えれば納得がいきます。自分を大きく見せようとしているわけです。

　これには生い立ちが影響していることが多くあります。承認される機会が少ないまま育つことによる自己肯定感の低さです。もう1つは、中途採用の場合、前の職場で先輩看護師に強く否定された経験から自己評価が下がっているケースもあります。ともに自己肯定感の低さによって、自己評価を肥大させてしまっているわけです（自己評価が低いままのこともあります）。

　私もこうした新人を担当したことがありました。前の職場で否定されまくって自己肯定感が極端に下がってしまった人で、まずは、居場所の確保──心理的安全性の担保──を心がけました。

　さて、背景理由を解説したところで実際にどう対応するかです。指導者が対応に難渋することになる原因は、自己評価が高いからと下げようとすることにあります。これは間違った対応で、実は承認がまず必要なのです。先述のように背景には低い自己肯定感があるからです。「あなたは大丈夫、ちゃんとできていますよ」とメッセージを送り、無理に上げている自己評価の高さを戻す必要があるわけですが、高い自己評価が目立つため否定して関わりがちになるため、逆効果となる例が少なくありません。

関係性を構築する

　一方、よいところを承認する関わりをしていくと、高い自己評価が適正な

レベルへと変化していきます。虚勢を張る必要がなくなるからです。承認をしていくことで信頼関係が構築されます。ジョハリの窓（p12）でも説明しましたが、成長には自己開示とフィードバックを受け入れることが重要です。信頼関係のもと安全基地ができると、自己開示がしやすくなりフィードバックを受け入れることもできるようになります。承認と信頼関係の構築は、今後の関係性の土台となります。

評価基準や評価表が曖昧になっていないか点検

　もう１つ、背景にありがちなのが評価基準の曖昧さです。よく「○○ができる」などの文言がチェック項目にありますが、「できる」のレベルに対する新人と先輩との間の考えのズレがあります。ですから、具体的に何ができたら「できる」なのかを明確にするよう、評価表を見直す必要があります。

　おすすめの評価方法がルーブリックです。ルーブリックとは、一口で言えば学習到達状況の評価基準を具体的行動で示したものです。何ができれば5、あるいは4なのかという評価基準がアクションで示されるのです。たとえば、院内の発表会であれば、「聴衆の表情を見ながらプレゼンできる」が5、「手元の資料を読みながら発表できる」が1といった具合です。具体的な行動で評価するので、評価しやすく納得も得やすい方法です。

　看護の世界では、実習評価に取り入れられるようになってきました。ルーブリックのよさは、こうなってほしいという行動が具体的に示されていることです。読むことで目指すべき地点が明確になります。

　ただ、評価表を見直すのは、簡単なことではありません。そんな時間はないということであれば、新人と一緒に評価表の項目を読みながら、「この項目は、これとこれができるようになればOK」という組織が考えるクリア基準を、言葉でしっかりと伝えて共有することで、曖昧さをなくすことが可能です。問題は、指導者によって求めるレベルが異なることが珍しくないことです。教育・指導に携わるメンバーが集まって、ゴールを共有する必要があります。

客観的な評価を用いて現状を伝える

　しばしば先輩看護師は、「できない」という言葉を使います。が、この「で

きない」の基準が明確でないために問題となることがあります。現場であり
がちなのが、3名新人が入ってきて、1人だけ夜勤を任されないなどのケース
です。自己評価の高い新人の場合、なぜ自分は夜勤に入れないのかと先輩に
異議を唱えます。先輩からは、「そもそも日勤もきちんとできていないじゃな
い」などと返ってくるかもしれませんが、主観による評価となっているため
明確な評価基準がなく、この理由では新人は納得できないでしょう。そのた
め、納得を得るためにも評価のポイントやチェックリストなどがあれば、そ
れを示した上で現状を伝える必要があります。

次の目標や期限を共有する

　自己評価が高い人はプライドが高いことも多いですが、プライドが高いこ
と自体は悪いことではありません。心理学的にやる気を捉えると、有能感が
1つの要素となりますが、プライドが高いとは有能感が高まっている状態です。
プロのアスリートは成功のイメージトレーニングで有能感を高めていくぐら
いですから、プライドが高いのは悪いことではありません。

　プライドの高い人に足りないのは、現状を把握できていないのと次に自分
がすべきことが見えていないことです。ですので、対話をしてどの業務がで
きているかを確認し、次に目指すステージといつまでにできるようになるか
という期限を共有します。スモールステップで小さなゴールを作っていくと、
このタイプの人はどんどん伸びていくことが多いです。

事例2　うっかりミスをする新人

新人に多いのがうっかりミスです。事例を元に考えていきましょう。

新人の起こしたインシデントについての相談です。
検査前の指示にて、腎機能低下のため MR 前に夜勤帯で生食を投与しな
くてはいけなかったのですが、その指示を見落とし、また点滴の注射ワー
クシートにも点滴開始コメントが書いてあったにもかかわらず、その
コメントも見落とし、正しく投与できなかったということがありました。

本来ならば、どこかで気づきそうなものですが、こうしたうっかりミスを防ぐには、どのような対応をすればよいのでしょうか。

　うっかりミスを防ぐには、細かくチェックするしかありません。まずは、朝の新人との打ち合わせの段階で、一日の仕事の流れを共有します（p153）。あとは、要所要所でうっかりがないか確認していくしかないでしょう。直前に確認すると、いろいろなことができていない状態なので、ばたばたしてしまいます。そのため、教育・指導に当たる側が、仕事の段取りから、これをするには○分前には準備できていないといけないと逆算します。準備ができていないといけない時間ぴったりだと、もし準備できていない場合には間に合わないので、もし忘れていても準備が間に合う余裕を見計らって、適切なタイミングで声をかけるようにしましょう。

　常に新人についていることできず、必要時に声をかけられない状態であれば、周囲の力を借りるしかありません。他のスタッフ、リーダーなどに声をかけ、「この時間になったら準備ができているか確認してもらっていいですか」と協力を依頼します。

　要は、適切なタイミングで確認できる体制をつくることです。また、もしチェックリストを作れるような事柄であれば、チェックリストを作成して、本人が確認できるようにします。

事例3　勉強が追いつかない新人

いくら指導をしても、なかなかアセスメントができなかったり、勉強が追いつかない新人の対応で困っています。
急に、これまでの勉強方法や考え方を変えるのは難しいこととは思いますが、変わらないと職場でやっていけないのではないかと心配になります。どうすればよいのでしょうか。

　勉強が追いつかない背景はさまざまなことが考えられます。複数の先輩が

指導にかかわっている場合、いろいろな人からさまざまな課題が出されているケースもあります。まず、どの程度の課題を抱えているのかを把握しましょう。そして、先輩がアバウトな課題を出していることもあります。たとえば、「明日までに化学療法について調べてきて」といった具合です。化学療法と言われても広すぎて、出されたほうは困ってしまいます。課題を出した先輩は、「今日、同行した患者さんが受けている化学療法」のつもりかもしれませんが、このようにざっくりと伝える人は意外と多いものです。課題を出す場合は、具体的かつ目的――調べることなのか考えることなのか――をはっきりさせます。考えることが目的であれば、「この本のここを、理解できるまで読んでみて」などと伝えます。考えることに集中できるようにするわけです。

　もう１つ、この新人が発達障害を抱えている可能性もあります。ざっくりした伝え方のため、どこから手を付けていいかわからないのかもしれません。目に入る物事すべてに対して反応してしまうため、課題の取捨選択ができていないことも考えられます。たとえば、問題がいっぱいに書かれた A3 用紙を渡すと、どこから解いていいかがわからなくなったりします。そのようなときは、紙を折って必要な部分のみを拡大コピーして、１枚のプリントに必要な問題だけが載っている状態にしてから渡したりします。あるいは、「どの問題から解いてもいいよ」と伝える方法もあります。「解けそうな問題はある？」などと、一緒に問題を選んであげるのもよい方法です。「一問解けたら持ってきて」と伝え、一問ずつ小出しにしていく方法もあります。

　注意してほしいのが、疲弊して鬱傾向になっていないかということです。なんとか課題をこなそうと睡眠時間を削っているのに、課題は思うように消化できないと精神的にぐちゃぐちゃな状況に陥っていることもあります。そのような場合は、課題はいったんストップして、十分に睡眠を取り生活のリズムを整えることが優先となります。

　そのほか、その人独自の学習スタイルが理由となっていることもあります。まず、学生時代、どう勉強してきたのかを確認します。家では集中できないので図書館で勉強を終えてから帰宅していたというタイプもいます。であれば、病棟で勉強しても邪魔にならない場所を用意する、院内に図書館があれ

ばそこに案内するなど、仕事が終わってから 30 分ぐらい勉強してから帰れる
ようにするといった具合に環境のサポートを行います。環境と習慣をつくる
ことを手伝うわけです。

事例 4 否定的に新人に指導する先輩

> 新人の態度、性格、業務、知識など、すべての面においてチクチクと否
> 定するような指導をする先輩がいます。自分よりも年上のため、注意す
> ることをためらいます。どのようなアプローチすればよいでしょうか。

　これも、毎年同じ悩みを訴えられる、教育・指導を担う人にとってのある
あるお悩みです。指導者、教育担当者は、効果的な指導方法、最近の教育方
法を学びますが、臨床現場の先輩たちはそんな知識はありません。伝達講習
をしても、たいてい「そんな面倒なことはしていられない」とまず否定され
ます。「あれができていない、これもできていない」とダメ出しを連発します。
なかには、悪者になりたくないがため、直接新人には伝えず指導担当者に「な
んとかして」と報告してくる人もいます。

　基本的には、p164 で解説した中堅・ベテラン看護師攻略法の関わり方に準
じます。解説したように変えられる部分と変えられない部分があります。対
処すべきは、「余裕がない」「精神的に未熟」「妥協を許さない」といったとこ
ろです。ダメ出しを出してくる人たちには、彼ら・彼女らの過去の経験に敬
意を払うとともに、感謝する・相談する・頼る・承認する、I（アイ）メッセー
ジで伝えることがポイントです。

　そしてもう 1 つ、エンパシー型の共感集団は要注意、ということもお伝え
したいところです。エンパシー型の共感とは、他者の気持ちに感情移入し、
自らも同じ気持ちになることです。共感は、まさに看護の一側面です。エン
パシー型の共感を持っている集団は、部外者に対して攻撃的にあることがわ
かっています[1]。入職したばかりの新人は、仲間ではなく部外者です。こうし
た集団では、仲間として認められるには一年ほどかかるのも珍しくありません。

事例5　精神的にしんどくなっている 新人への対応

> 新人が精神的にしんどくなっている際、どう接したらいいのでしょうか。面談の場を設けて話を聞いたり、声をかけたりはしていますが、どのような態度で、そしてどのようなことを聞いてあげればよいか教えてください。

　まず、小さいコミュニケーションの機会を多くつくるようにしましょう。いきなり「話をしましょう」と言われても、関係性がないとそうそう悩みは話してくれません。自分の気持ちを話すのは、とてもパワーがいる行為なのです。話を聞く前に、小さなポジティブなメッセージをたくさん投げかけるようにします。しんどくなっている新人というのは、たいていの場合、周囲からやりこめられてそうなっているものです。ネガティブワードしかもらっていないので、自信がなくなりアイデンティティ喪失の危機に直面することも珍しくありません（p35参照）。

　指導でついた際には、小さくてもいいので、いいところをどんどんと伝えていきます。その際のポイントは、おだてるわけではないということです。できている部分を、具体的に伝えるだけでいいのです。自分のなかの強みを見出すことができると、そこをきっかけとして自分らしさを捉えていくことができます。

　ただし、関わり方でどうにかなる段階ではない可能性もあります。次のような症状がないか注意し、もしあるようでしたら早めに受診を促します。

心理的反応

活気の低下、おっくう感、イライラ感、不安感、おちこみ

生理的反応

肩こり、頭痛、めまい、だるさ、動悸、下痢・便秘、喉や食道の辺りに違和感がある（ヒステリー球）

行動的反応

酒量が増える、タバコの本数が増える、食べ過ぎる、食べなくなる、買い物をしすぎる、ギャンブルにのめりこむ、間違いが増える、忘れ物が増える、感情失禁が見られる、問題行動が増える、強い自信喪失や自己否定が見られる

事例6　コピペ新人

> 課題は真面目にしてくるものの、肝心の内容がどこかのホームページからコピペしただけという新人がいます。どうすれば、学ぶ姿勢を変えられるでしょうか。

　要領のいい新人に見られる例です。問題なのは、ただコピペしているだけですから理解をしていないところにあります。対策としては、プレゼンをしてもらうという方法があります。課題は、知識を身につけるために課すものですから、理解度が確認できるような場を指導側が設けるようにします。コピペでは対応できないような問いを、指導側が立てることで解決できます。

事例7　リセット型新人

> 新人Aさんは、日勤夜勤ともに3名体制で、カテ出しの自立を目標に経験を重ねてもらっている段階です。覚えが悪いのか、危機感が薄いのか、日が変わったり何かが起こると同じ失敗やインシデントを繰り返しています。本人も同じ失敗を繰り返している自覚はありますが、振り返りノートを見てみると、フォローの方に言われていた内容が反映されていないことが多く見受けられます。
>
> カテ出しに関しては、本人と一緒に流れを見直し、チェックリストを作成するなど、滞りなく業務を遂行できるようにしていますが、本人が変わってくれないとこれ以上はどうしようもないと限界を感じています。

リセット型新人はけっこういるようで、全国各地の研修で話を聞きます。特に多いのが、土日を挟むとリセットしてしまうタイプです。指導側からすれば、「あんなに説明したのに…」と徒労感に襲われるのも当然でしょう。残念ながら特効薬はなく、事例にあるように繰り返し指導するしかありません。もし、月曜にはリセットされて出勤してくるのがわかっていれば、金曜日に「月曜日にはこの前行ったこの作業があるから、もう一度手順を確認しておいてね」と具体的に宿題を出しておきます。

　土日をはさまなくてもリセットされてしまうタイプは、こちらも説明の練習ぐらいに捉えて、朝、業務をスタートする前に丁寧に打ち合わせを行います。指導側がしんどくなるのは、全部につきあおうとするからです。同じことを何度か教えたら、「これから患者さんのところに行ってこなければならないので、戻ってくるまでもう一度、手順を確認しておいてね」と、一人でできることは一人で行わせるようにします。ずっとつきあって様子を見ていると、どうしてもイライラしてしまいがちです。一人できることは何かを確認し、一人でも可能なことは一人で行ってもらうようにするのが、つきあい方のポイントです。

　そして、もっとしっかりつきあおうとするならば、分析が大事です。どうしても指導側は、教えられる側に問題の原因を求めようとしますが、システム、あるいは指導者が原因となっていることもあります。問題を、学習者、教育者、システム（職場環境・教育）の３軸で捉えてみましょう（p136）。エネルギーのいる大変なことですが、個別性に向き合うのが看護師です。観察力を活かして分析を試み、ぜひ向き合ってほしいと思います。

　向き合うためのツールとして、次の「困難なことを捉える」表があります（表9-1）。対象となる新人について時間管理、取りかかる早さ、やり遂げる力、などの項目を評価していきます。この表をもとにどこから改善を図っていくかを考えていきますが、ポイントはどの項目から取りかかるかです。右列はできていないところ・悪いところですが、得てして指導者はできていない部分をできるようにしようとしがちです。しかし、それはパワーのいることです。困難度が低い、あともう少しで「できる」になるような項目に着目して関わり、小さな成功体験を蓄積していくことが重要です。これは、p142 のペ

アレント・トレーニングとも重なる視点です。

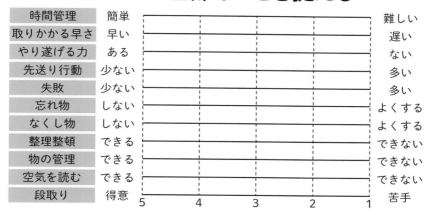

表 9-1　困難なことを捉える

	5	4	3	2	1	
時間管理	簡単					難しい
取りかかる早さ	早い					遅い
やり遂げる力	ある					ない
先送り行動	少ない					多い
失敗	少ない					多い
忘れ物	しない					よくする
なくし物	しない					よくする
整理整頓	できる					できない
物の管理	できる					できない
空気を読む	できる					できない
段取り	得意					苦手

文献 2 を元に筆者作成

■引用参考文献
1）スティーブン・マーフィ重松. スタンフォード式最高のリーダーシップ. 三マーク出版, 2019, 302.
2）熊谷恵子ほか. ADHD のコーチング 実行機能へのアプローチ「わかっていても、やる気が出ない、続かない」への対応策. 図書文化社. 2019. 124.

Lesson

10

関わり方と
心の持ち方

関わり方と心の持ち方

1 学習者に応じた関わり方と自身の心の持ち方

　看護管理者の方であれば、SL 理論という言葉を聞いたことがあると思います。リーダーシップ理論の 1 つで、端的に言えば、相手の成長に合わせて関わり方を変えようというものです。

　図 10-1 を見てください。矢印は S1 から始まり、S2、S3、S4 と山型を描きます。S1 はいわゆる新人の状態です。指示的に接し、動いてもらいます。S2 は、少しずつ独り立ちができたきた状態で、指示的な行動はあるものの、たとえばミッションをクリアするのに不安なことはあるかなどと尋ね、不安に対してサポートを行い、本人が自律的に動けるように支援をしていきます。S3 は指示的な行動の必要性は減少し、援助的行動、すなわち本人がやりやすい環境を整えることに注力して関わります。S4 は、看護師で言えば、認定看護師や背紋看護師といったエキスパートが該当します。この段階になると、権限を与えて仕事を任せることがベストとなります。指示的な関わりは、かえって本人のモチベーションを下げてしまいます。

　古典的ではありますが、成長に合わせて関わり方を変えていく必要性が明快に示された理論だと思います。また、これは一方向に進んでいくものではなく、たとえば S3 の段階でも、新しい技術を学ぶ際は S1 に戻ります。いま、新人が直面している技術・ケアが、その人にとってどのような経験なのかを捉えて関わっていくことが大事です。

　指導側がよく陥る失敗が、「もう入職してから一年も経つし、一人でできるでしょ」と初めてのことでも S3 のような関わり方をしてしまうことです。丁寧な指導が必要な場合は、S1 の指示型での関わりが必要です。

　新人やスペシャリストなど、指導の対象別に関わり方を示すと図 10-2 のようになります。

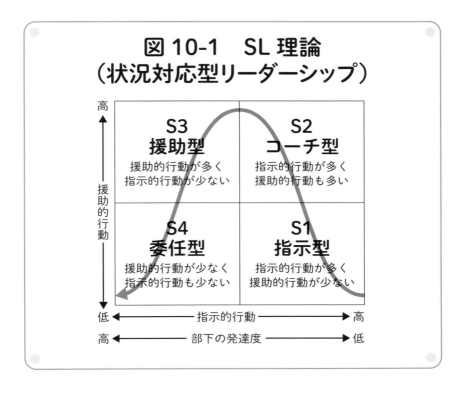

図 10-1　SL 理論
（状況対応型リーダーシップ）

指導側は、入職してから何ヵ月目と時間で判断しがちですが、時間だけでなく、その人の成長をしっかりみてください。また、当該技術について教えることは何回目なのかも、しっかり把握してほしいところです。

2 ｜ 重圧に潰されないために

1）のび太という生き方

　リーダーシップ理論の1つであるSL理論を紹介したついで（？）にリーダーのタイプについて述べたいと思います。みなさんは『「のび太」という生き方』（横山泰行著、アスコム）という本を読まれたことがあるでしょうか。ドラえもんを研究するドラえもん学の提唱者である著者が、人生を豊かにするさまざまなメソッドを紹介した書籍です。

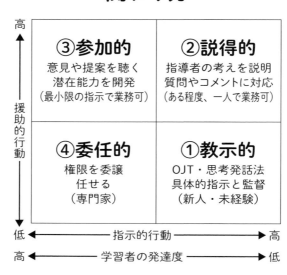

図10-2　SL理論に基づいた対象別の関わり方

援助的行動（高・低）／指示的行動（低→高）／学習者の発達度（高→低）

③参加的
意見や提案を聴く
潜在能力を開発
（最小限の指示で業務可）

②説得的
指導者の考えを説明
質問やコメントに対応
（ある程度、一人で業務可）

④委任的
権限を委譲
任せる
（専門家）

①教示的
OJT・思考発話法
具体的指示と監督
（新人・未経験）

　クリニカルコーチやプリセプターなど、新人指導に関わる人はストレスを溜めがちです。この節では、ドラえもん学などからの知見を借りながら、ストレスにさらされて傷んだ心を癒やす考え方・方法を紹介したいと思います。

幸せになった自分の姿を想像する[1]
目標から逆算して、今すべきことを洗い出す[2]

　人はイメージに引っ張られます。そこで、よいイメージを想像するわけです。幸せな自分、（要求されていることが）できている自分を想像するだけでも成長につながり、心も安定します。指導がうまくいかないと落ち込む指導者も少なくありませんが、「自分はできる、大丈夫」とハッピーになった自分を想像します。そのときに、新人も順調にどんどん成長していく、そんな姿

も想像してみましょう。新人を「できない人」と決めつけると、できない人というイメージを強化する情報ばかりが入るようになってしまいます。ラベリングせず、目の前にいる新人はできる人、可能性をもった人、それを引き出すのが指導者である自分、とあらためて認識してください。その際、自分の心身が健康でないと、指導はうまくいきません。まずは、幸せになった自分を想像してみてください。

もう1つ、目標からの逆算は、たとえば、○月には新人にこのようになっていてほしい、そうなるためには、3カ月後は、1カ月後は、1週間後は、と逆向きにすべきことを明らかにしていきます。これは、教育理論において、ウィギンズとマクタイが提唱した逆向き設計論と呼ばれるものです。

通常、研修は何を教えなければならないかという積み上げ型で設計されています。逆向き設計論は、どうなっていてほしいかというゴール地点から遡っていきます。ドラえもんの世界で言えば、数十年後にしずかちゃんと結婚する、では、いつまでにどうなっていればいいのかを整理するということです。

2) 自分の意見をうまく伝えられない

指導を任されると「自分がやらなければ」という責任感が生じてきます。それ自体はよいことですが、過ぎると自責思考につながりかねません。個人的な意見ですが、指導者の方々は頑張りすぎる人が多いように感じています。

上記のように、そうした方々は自分が悪いと思ってしまいがちです。言いたいことがうまく伝わらないときなども、自分の説明の仕方が下手などと思ってしまうことも珍しくありませんが、そもそも向こうがシャットアウトしている、話しにくい雰囲気を相手がつくっていることもあるのです[3]。責任はあなただけが負っているわけではありません。自分ばかりを責めないようにしてください。

3) 私たちはみな、リーダーである

これは、スタンフォード大学医学部で教鞭を執るスティーブン・マーフィ重松先生の本で読み、感銘を受けた言葉です。授業のなかで、必ず学生に伝

えるのが、この「私たちはみな、リーダーである：We are the Leaders」という言葉だそうです[4]。

　どんな人にもリーダーシップを発揮する要素があることを示した言葉です。「私がリーダーなんて…」という言葉を聞くことがありますが、卑下することはまったくありません。どんな人でも、リーダーの資質はあるのです。新人指導者に指名されると、「私ではとても…」的な謙虚な言葉を聞きますが、今までは発揮する機会がなくリーダーシップの能力は埋もれていただけです。このように考えて、積極的にリーダーの役割にチャレンジしてほしいと思います。

　この本のなかには、もう1つぜひみなさんに知っていただきたい言葉があります。「自分が自分のリーダーになる」との言葉です。自分のリーダーになるとはどういうことでしょうか？　それは、自分の能力を最大限に引き出せるようになることです。それには、自分育ての達人になることが鍵となります。新人の指導という役を担いながら、同時に、自分を育てる機会としてほしいと思います。新人と共に歩み、共に育つのが理想的な関係と言えるでしょう。

　指導は新人のためと思うと、どうしてもやらされ感が出てしまいます頭をもたげます。そうした気持ちでは、指導役を担うのがつらくなってしまいます。新人教育は、自分自身が育つ機会でもあると受け止めると、他人事が自分事へと変わります。

4）失敗するリーダーのタイプ

　同書では、失敗するリーダーのタイプとして、「強すぎるリーダー」「弱さを見せられないリーダー」の2つを挙げています。前者は、いわばワンマン社長タイプでしょうか。なんでも自分で決めて、自分でやってしまいます。周りを圧倒するパワーがありますので、「あんなふうにはできない」「あんな人にはついていけない」などとなりがちです。一方、一人で抱え込んでしまうタイプもリーダーとしては失敗する可能性が大です。弱さを見せてくれないので、周りがその人をどうサポートすればいいかがわからないのです。

　要するに、リーダーは強すぎる必要はなく、また弱さをみせても問題ない

ということです。ということは、自分の強みと弱みを把握することが重要となります。そして、相手の強みと弱みも知ることが欠かせません。これを把握すると、「私はちょっとここが苦手なので、この分野が得意な○○さん、お力を貸してもらえませんか？」など、周囲を巻き込んでいく "巻き込み力" を高めることが可能です。巻き込み力は重要ですので、ぜひ、強み・弱みの把握とともに身につけていきましょう。

5）人は、心で動く

さて、これまでの看護師生活を振り返ってみてください。心に強く残っている素敵なリーダーの姿が、思い浮かびませんか？　なぜ、その人のことが記憶に残っているのでしょうか？　それは、あなたがその人に心を動かされたから、覚えているのです。「人は、心で動く」のです[5]。

指導する側から言えば、心をいかに動かす関わりをするかがポイントとなります。ただ、型どおりに教えただけでは、すぐに忘れてしまうでしょう。教えられたことをやってみようと思えるような声かけだったり、関わり方だったり、心理的安全性の担保だったり。これらを保障しないと、人は動かないし、育たないのです。テクニカルなスキルも紹介しましたが、人と関わる際の中核にあるのは、この言葉であることは心に刻んでほしいと思います。

■引用参考文献
1）横山泰行. 「のび太」という生き方. アスコム , 138-144.
2）前掲1
3）Jam. 多分そいつ、今ごろパフェとか食ってるよ. サンクチュアリ出版. 2018, 120-121.
4）スティーブン・マーフィ重松. スタンフォード式　最高のリーダーシップ. サンマーク出版 .2019, 351.
5）前掲4

Lesson

11

ポストコロナ時代の研修

ポストコロナ時代の研修

1 | コロナ禍の新人の特徴

　2020年の調査を見ると、看護技術演習で扱った看護技術の数が減っている学校が少なくありません（図11-1）。聞いた話では、シーツ交換をオンラインの授業で学んだというケースもあったりで、技術をしっかり学ぶことができていない学生がいます。

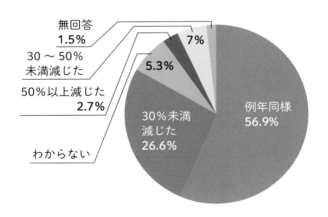

図 11-1　看護技術演習で扱った「看護技術の数」の減少幅

- 無回答 1.5%
- 30〜50%未満減じた 5.3%
- 50%以上減じた 2.7%
- わからない 7%
- 30%未満減じた 26.6%
- 例年同様 56.9%

出典：一般社団法人日本看護学校協議会共済会　看護職養成校の新型コロナウイルス（COVID-19）感染拡大への対応に関する調査

　また、新型コロナウイルス感染拡大の臨地実習への影響（図11-2）を見ると、どの項目もおよそ9割の養成校で実習がしっかりとできていないことがわかります。実習での学習成果（図11-3）からは、あまり成果が上がっていないことが示されています。

図11-2　新型コロナウイルス感染拡大の臨地実習への影響

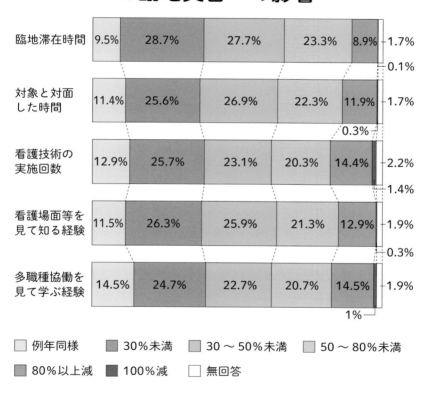

臨地滞在時間　9.5%　28.7%　27.7%　23.3%　8.9%　1.7%　0.1%

対象と対面した時間　11.4%　25.6%　26.9%　22.3%　11.9%　1.7%　0.3%

看護技術の実施回数　12.9%　25.7%　23.1%　20.3%　14.4%　2.2%　1.4%

看護場面等を見て知る経験　11.5%　26.3%　25.9%　21.3%　12.9%　1.9%　0.3%

多職種協働を見て学ぶ経験　14.5%　24.7%　22.7%　20.7%　14.5%　1.9%　1%

□ 例年同様　■ 30％未満　□ 30〜50％未満　□ 50〜80％未満
■ 80％以上減　■ 100％減　□ 無回答

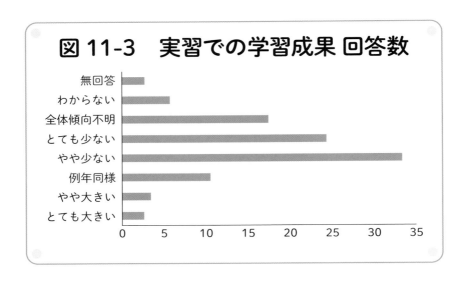

図 11-3　実習での学習成果 回答数

養成校でも、シミュレーション教育や、タブレットなどを活用して患者さんとのメールでのやりとりやチャットでの応答、または、録音した教員と患者とのやりとりの場面を聞くなどと工夫をしています。また、患者に扮した劇団員とオンラインで対話するといった授業も行われています。

　こうした状況下の学生の思いはというと、「臨床で学べずに、この状態で卒業して大丈夫か不安」「オンライン学習では、患者さんの変化が得られないので達成感がない」「演習は友だちが患者役なのでスムーズにいくか、実際で対応できるか不安」「実習に行っていないので病院も希望部署も選び難い」[1] など、不安が多く聞かれます。

　就職先、働きたい部署は実習を経て決めることが多いため、強い意志がないままなんとなく選んだ病院に就職している人も多いのが、コロナ禍で就職した人たちの特徴となっています。先に述べたように（p85）、病院や自部署に愛着がないと辞めやすいことがわかっていますので、そうした状態にあることも知っておきたいところです。

　では、コロナ禍のなか新人を受け入れた臨床現場はというと、次のような声が寄せられています。

　「今、実習をしているような感覚がある」「技術を一から教えないといけな

い状況があり、互いに負担が増えている」「独り立ちが遅れている」「さまざまな疾患の理解が薄い」「コミュニケーションが苦手」「例年より、言葉遣いが気になる」「患者の気持ちが理解できない」「従来なら、実習で落とされそうな新人が入職した」。

　端的にまとめると、実習できなかった分を入職してから学んでいるといった状況にあると言えるでしょう。特に「独り立ちが遅れている」というのは、どこの地域に行っても聞かれる声です。また、コミュニケーションについてはコロナ禍以前もよく聞くところではありましたが、コロナ以降さらによく耳にするようになりました。これは実習に出られていないことが原因ですが、もう１つは、アルバイトができなくなり社会経験を積む機会を奪われていることも要因となっています。言葉遣いに関しても同様の理由だと思われます。

　ただ、コロナ禍とは関係なく、以前からの普遍的な課題も積み残されたままになっています。曰く、「周囲の協力が得られず、実地指導者の負担感だけ増す」「残業が増えるが給料は変わらない」「実地指導が順番性になっている（キャリアに結びつかない）」「指導者自身が意義や成長を実感できない」「今どきの教え方を知らない」「今どきの教え方を習っても、先輩たちには受け入れられない」「指導には非協力的だが、口だけは挟んでくる先輩がいる」「常にマンパワー不足で十分な指導ができない」──これらは教育・指導担当者だけではいかんともしがたい点も多いので、ぜひ、看護管理者に動いていただきたいところです。

　こうしたさまざまな課題があるなかで、どこから手を付ければよいのか途方に暮れる人もいるでしょう。このような方には、目標をシンプルにするようアドバイスしています。

　先にも述べたように、平成22年、医療の高度化、在院日数の短縮化、短くなる実習時間、臨床と基礎教育のギャップ、医療事故に対する不安、新人看護職員の離職といった課題を背景として新人看護職員研修が努力義務化されました。

　これらは、①看護の質向上、②医療安全の確保、③早期離職防止の３点に集約できるでしょう。シンプルにこの３点を改善できているかどうかを見ればよいと思います。もし改善できていない点があれば、そこを手がかりとし

て改善を進めていきます。

2 変わるもの・変わらないもの

　2021 年、コロナ禍のなかで十分な実習ができないなか、病院側はどのような学生が入ってくるのか不安を感じ、学校側は代替実習をどうするかで悩み、筆者もそうしたテーマでの研修依頼を多くいただきました。2021 年になると、入職した新人をどう育てればよいのかという悩みの相談が多く寄せられました。

　最近、私はこのようなテーマで研修を行う際に、アメリカの神学者 ラインホールド・ニーバーの言葉を紹介しています。

> 神よ、
> 変えることのできるものについて、
> それを変えるだけの勇気をわれらに与えたまえ。
> 変えることのできないものについては、
> それを受け入れるだけの冷静さを与えたまえ。
> そして、
> 変えることのできるものと、変えることのできないものとを、
> 識別する智恵を与えたまえ。
>
> （大木英夫訳）

　私たち、指導・教育に携わる者は正しい分析をしないままに、看護の知識でなんとなく対象を分析して、こうすればいいかなと教育を提供する傾向があります。そうではなく、もっと教育学的な視点から分析を行うとともに（p136、3 軸での分析）、変えられること・変えられないことの識別を行うことが重要だと考えています。上記のニーバーの言葉を紹介するとスパルタ教育で育てられた X 世代の方も、変えられないことがあるということを納得してくれます。

　変えられるものとは、結局、自分です。私たち、指導・教育に携わる者は

相手を変えようとしがちです。しかし、変えられるのは自分でしかないことを知るのはとても大切なことです。変わるのは自分、これを胸に刻んでおいてほしいと思います。

　指導者に求められる7つの心構え（p76）でもお伝えしましたが、患者さんの行動変容を促すためには、看護師が個々の患者さんに合わせて関わり方を変えることが大切です。新人への指導・教育も同様です。私たちが変わるからこそ、相手も変わるのです。この原則は、コロナ禍の前でも後でも変わりません。指導や研修を取り巻く環境は大きく変わりましたが、大切なことは変わっていません。個々の新人に真摯に向き合い、相手を変えようとするのではなく、まず、自分がどう変われば相手を動かすことができるかという姿勢を大切にしていきましょう。

■引用参考文献
1）一般社団法人日本看護系大学協議会　【調査B】2020年度COVID-19に伴う看護学実習への影響調査結果より

索　引

◆著者プロフィール

内藤 知佐子（ないとう・ちさこ）

1976年埼玉県生まれ。1999年国際医療福祉大学保健学部看護学科卒業、同年東京大学医学部附属病院勤務。2004年新潟県立看護大学大学院成人看護学講座助手、2008年同大学院看護学修士課程修了。同年京都大学医学部附属病院看護部管理室勤務、教育担当。IVナースおよびインストラクターの育成に尽力。2010年より総合臨床教育・研修センター助教。看護教育やシミュレーション教育を通して指導者の育成に取り組む。2020年京都大学大学院医学研究科 人間健康科学系専攻先端看護科学コース 先端中核看護科学講座 生活習慣病看護学分野 研究員。2022年より、愛媛大学医学部附属病院総合臨床研修センター 助教。シミュレーション教育を通して医療者の育成に取り組んでいる。

「教える」に悩むナースを応援する
指導力向上ブック
ープリセプターからクリニカルコーチまで

2022年4月1日発行　第1版第1刷

著　者	内藤 知佐子
発行者	長谷川 翔
発行所	株式会社メディカ出版
	〒532-8588
	大阪市淀川区宮原3-4-30
	ニッセイ新大阪ビル16F
	https://www.medica.co.jp/
編集担当	猪俣久人
編集協力	佐賀由彦
装　幀	株式会社イオック
組　版	株式会社明昌堂
印刷・製本	日経印刷株式会社

© Chisako NAITOU, 2022

ISBN978-4-8404-7565-5　　Printed and bound in Japan

当社出版物に関する各種お問い合わせ先（受付時間：平日9：00～17：00）
●編集内容については、編集局 06-6398-5048
●ご注文・不良品（乱丁・落丁）については、お客様センター 0120-276-591